U0029610

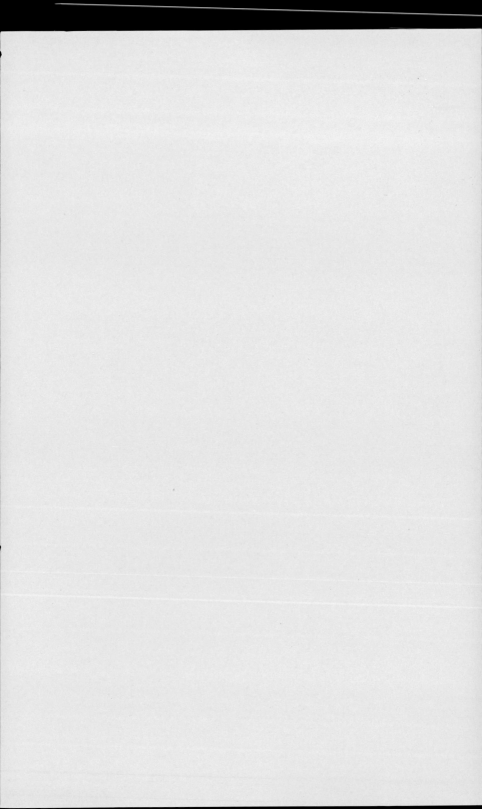

Healthy Healing

運動百憂解

克服哀傷的最佳處方箋

蜜雪・史丹克鮑加德
Michelle Steinke-Baumgard
陳正芬／譯

A Guide to Working Out Grief Using the Power of Exercise and Endorphins

感謝詞

謹獻給我的阿迪（Addy）和邱（Chew），他們在我生命的火焰即將熄滅之際，點亮我內在的光。獻給我的米契，他教我要活在當下，珍惜現在，你的教誨將伴我一生。獻給我的父親昆丁（Quentin），他使我堅忍和熱忱。獻給基斯（Keith），後來進入我生命的男人，他使我明白我的心量廣大無邊，足以再愛一次。

最後獻給你們，我的讀者，請你們下定決心再活一次。希望本書為你們的靈魂燃起火焰，窮盡餘生做些壯舉。

你之所以還在這世界上，是有原因的。

致讀者

你不孤單。我知道你惶惶無助，悲傷使你與世隔絕，而未來令人卻步。療癒之路是從此刻開始面對自己的感受，當你拿起這本書時就和大家一樣，在經過落失後尋求康莊大道，決定活出美麗人生。雖然每個人哀悼傷痛的過程不同，但光是知道自己是其中之一，就能幫你度過這段人生的低潮，邁出積極正向的步伐。

我也曾活在落失的陰影下，我懂得至親好友死亡後，生命的痛苦和無望，也知道**哀痛是極其私人的感受，如指紋般人人不同，悲傷的歷程既沒有準則，也無法按表操課**。落失的發生，不單只是由年齡、幸福和健康狀況等最常見的外在因素所決定，它往往來得突然。死亡，當然是令人落失的重大原因（你將讀到，我的哀傷也正從此而來），但是多年來與學員的交流，加上成立「一位健美的寡婦」（One Fit Widow）社群，令我明白落失有各種不同的型態，儘管本書主要探討死別，但若不涵蓋其他型態的落失，就是我的失職。有人因為忙碌的生活而落失自我，對自己的價值產生懷疑，在日常瑣事中努力尋找自我；有人則是遭遇離婚或失業等人生重大事件後，失去了自我認同。

小時候父親常提醒我萬事皆難，這個事實對我和世界上的每個人都是如此。當我陷入困境或失敗時，父親總會告訴我：「蜜雪，人生大不易。」這句話來自史考特・佩克（M. Scott Peck）的著作《人煙稀少的路》（*The Road Less Traveled*）。佩克先生說得好：「有個偉大的真理，一條金科玉律，當我們真正領悟，就超越了它。一旦我們深切體會人生大不易，當我們真正領會並且接受，人生就不再艱難，因為一旦我們接受，人生的艱難與否便不再重要。」

請你在閱讀這本書的時候，記住任何人都有遭逢困難的時候，困境非你獨有，痛苦是人類本質的一部分，你不孤單。

毫無疑問，**哀傷的影響力在所有情緒中僅次於愛，只要生命中有所愛的對象，你終究會哀傷**，任誰都逃不過心如刀割的感受，那種難以言表的幽闇和孤單，每個人都會經歷。儘管每個人都會經歷哀傷，我們卻未必適時地伸出援手，一直以來，還沒有人創造一個健康的療癒方式，正如書中提到的，我們一直在對哀傷的人幫倒忙，要他們能在遭逢落失時理智的「翻篇」，遺忘不幸，似乎只要轉念一切就會雲淡風輕。我們隨意訂定階段，試圖將他們哀傷的過程塞進一條線性的道路，強迫他們遵守不切實際的時間表，卻沒有教他們如何做才能覺得好過一些。我希望本書能改變這樣的現狀。

儘管其他的書籍和專家也會教你一定要「翻篇」，灑脫的淡忘，但本書要告訴你的重點是「繼續前進」，而且最好的方法是「動起來」。**哀傷的最佳取代品是強健的體魄**，即使疲憊、心力交瘁依然邁出步伐，這也是在哀悼傷痛的過程中整理情緒的重要步驟。當你每天動起來，哪怕只是一點點時間，都會感到更有力量、更堅強，光明在望。

先生過世不久，我就開始為了紀念他而展開馬拉松長跑的訓練，我還記得在身處人生最大的風暴時，內心卻能充滿慰藉地回到家裡，雖說跑步的大汗淋漓無法改變現實，但確實讓我得以思考、呼吸、奮鬥，乃至處理三十六歲女性原本不該被迫去處理的落失。這時，我領悟到：健身鍛鍊會是許多人尋找的生機，強健的體魄能為明天補充能量，讓我們做自己，拋下期待、他人的要求和壓力。

當你像本書第二部分所寫的，藉由健身鍛鍊積極克服哀傷，並將之納入哀傷的療癒計劃，你將漸漸發現自己具備過去所不知道的力量，也會對落失後的人生有新的體會。強健的體魄為靈魂燃起火苗，它就是這麼有威力。

萬事起頭難，但每踏出一步，將驅使你繼續前進。我無法承諾這本書或健身鍛鍊必定能解決你面臨的困境，但我保證只要試著去做，你將發現自己從裡到外的改變，希望本書使你漸漸透過運動和健身鍛鍊，更有力量地來處理哀傷。

儘管人生必定伴隨痛苦，但絕不可為了避免傷心而不再去愛，也不可以因為害怕某一天會感到痛苦，而不去創造記憶，從此遠離喜悅和歡笑。

相反地，每個人都會愛、都會悲傷，也都會從眼前的痛苦中成長而超越，帶著心中的疤痕到最後。你我心中都有疤痕，但是沒關係，疤痕不會使我們不完美，而會使我們更強健美麗。

過去塑造我們，
過去令我們受苦，
過去使我們成長，成為更好的人；
過去使我們明白，生命能承受何種程度的苦難；
但是，過去永遠不等於未來。

你的自由意志能掌控你的現在和未來，過去或許充滿生命的痛苦教訓，但未來完全由你決定，你可以選擇現在就從廢墟中站起來，以前所未見的方式，放膽、勇敢、優雅地活下去。

我即將帶你走上新的療癒之旅，不是假裝抹去傷痛的那種療癒，而是讓你有能力處理傷痛，在傷痛中生活，用傷痛推動你的生活繼續前進。請你做好你該做的，開創落失後的人生，我也要請你在運動之際，心情也跟著繼續前進，享受人生。這並不容易，總會有些日子萬念俱灰，但這不是旅程的終點，而是開始。

準備好與我一起開始了嗎？準備好重啟人生了嗎？準備好燃起內在火焰了嗎？是時候啟動健康的療癒了。

蜜雪

如何使用本書

這不是市面上常見探討「悲傷」的書籍，本書要幫大家跳脫悲傷的框架，雖然有人可能會告訴你，療癒之旅應該乾淨俐落且按部就班，但我知道悲傷其實是混亂的，因此，我會給你力量，使你有能力整理思緒，為自己的未來負責。

本書要你思考、反省、發問，以及成長。人生漫漫，哀傷的事必定會發生，正向面對傷痛，藉由生命的低谷脫胎換骨，你將有機會煥然一新。話雖如此，你每天還是要做選擇，而本書將幫你一起做出邁向希望和療癒的選擇。

請不要誤解本書所說的「療癒」，以為我期待大家治癒。「完全治癒」是關於哀傷的眾多過時神話之一，但我確實相信你在療癒過程中的任何時刻都可以邁出步伐，幫助自己。你的遭遇將跟隨你，成為生命歷程的一部分，新的你猶如繽紛多彩的壁毯，不要拒絕它。只要你願意，那色彩將是大膽、豐富且充滿生命力。

在我撰寫本書的時刻，社會正以光速般前進，然而我們卻還卡在一個早該捨棄的哀悼傷痛的模式中。「運動療癒」需要做的是擺脫加諸內在情緒的規範，改變過去妨礙成長的死亡觀點，人活著終將一死，心靈需要覺醒，好好面對自己的死亡以及所愛之人的死，這是個鐵錚錚的事實。

由於我是為了新的時代而寫本書，因此設計了互動式的運動療癒課程，你可以選擇加入專為協助大家改變的入口網站，完成書中要你實踐的事項，你可以在網站上瀏覽各種運動和食譜，也可以和其他讀者互動，並且分享你的成功故事、奮鬥歷程和個人的蛻變，也可以在線上收聽健身乃至營養等各種型態的療癒方式，克服落失，並學習少即是多的人生觀。

未來幾章我請大家做的事，也將幫助這個入口網站不斷成長進化。大家在完成計劃某一部分的時候，可以在社群網站上標記（hashtag）#healthyhealing，讓其他人從你的故事當中獲得啟發，你也可以藉此監控自己的進度。也請你和我交流。我喜歡與讀者互動，聽聽你在落失之後，如何選擇全新的人生。

互動入口網站：www.healthyhealingbook.com/healing

臉書：www.facebook.com/onefitwidow

推特：www.twitter.com/onefitwidow

Instagram：www.instagram.com/onefitwidow

如果你想更了解我，以及我的團隊如何幫大家在經歷落失後活出最好的人生，可以詳見：

個人部落格：www.onefitwidow.com

虛擬訓練同伴：www.my1fitlife.com

非營利組織：www.livethelistnonprofit.org

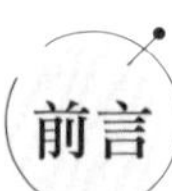

前言 我的故事、你的故事

我坐在墨西哥美麗的洛斯卡沃斯（Los Cabos）海灘，人生陷入谷底。還記得當時我坐在海邊，凝視琥珀色的大海，只想著團起身子哭泣。我這輩子頭一次痛恨自己，而唯一阻止我改變的人，就是我自己。

我和許許多多的媽媽一樣全心養育孩子，當個好太太，當然還包括做好我的工作。從外表看來，我的人生美好，正如一般人所說的人生勝利組，我有兩個健康且處處讓人驚喜的孩子，我和最好的朋友結婚十五年，我從事夢寐以求的工作，使我得以旅行世界各地，見識各個很棒的休閒度假景點。我為自己打造了完美的人生，但不知為何有時卻又像是地獄。

我這輩子多半是苗條的，雖不見得健康，但總是苗條（人往往把苗條和健康畫上等號）。嫁給米契後，我的生活方式漸漸走樣，加上有了兩個寶寶和忙碌的工作，體重開始竄升。我把別人的需求放在前面，忽視了自己，也忽視自己的人生。說來諷刺，現在當我有了清楚的認識，對落失有了明澈的看法，才知道過去忽視自己的需要，是何其愚蠢的事。

當時我的工作正值巔峰，一醒來就收到成山的電子郵件，還沒下床就壓力大到難以招架。兩個孩子都還未滿三歲，老公最近才完成為期一年的嚴格訓練，即將成為職業飛行員，實現他的夢想。忙碌的生活使我的身體疲憊遲緩，內心沮喪茫然，極度需要休息。我的生活方式和習慣逐漸降低了工作績效，我對婚姻不再滿意，孩子也不再使我如以往般快樂。有一回在墨西哥度假時，我望著我先生，說：「我不能再像這樣過下去，這副德性真是糟透了。」

他執起我的手，注視我的雙眼，說道：「那就設法改善吧，只有你才辦得到。」儘管這番話並無新意，但我卻是第一次領悟到，**我應該為自己的不快樂負責，而不是怪罪自己的身體和我創造的生活**。相反地，我想成為未來人生的勝利者，於是我從那處海灘度假中心拿起電話，打給一位當地的教練，我決定從現在起做生命的主人，掌控自己的未來，這是走出谷底的唯一方法，而我已蓄勢待發。

我們搭機回家，二〇〇九年八月下旬，我再度拿回人生主導權，記得第一次走進健身中心，羞愧地讓他們替我量身高、體重和三圍，甚至還拍照，為此我事前還特地挑了一件俏麗的衣服，來掩飾我因為自我放任而一蹋糊塗的身形，然而這下全都破功，經過測量，我的祕密全都見光死。我該努力了，而且只有我才辦得到。體重兩百零六磅（相當於九十三點五公斤）、體脂率近百分之四十的我，必須為自己的身材負責，我得寫個不一樣的結尾。

接下來的整個月，我拚命運動，短短幾個星期就像換了個人似的。我很快減了十五磅（約六點八公斤），更重要的是得到自信和力量，甚至因為效率提高，覺得每天時間變多了。新生活帶來了許多好處，我為自己的進步狂喜不已。十月初我飛到佛羅里達州洽公，即使在一大早開會和不理想的飲食當中，我仍設法保持良好的生活作息，我終於在心中找到一個安身立命的標竿，決不再因為任何生活狀況而偏離目標。過去我被迫面對種種挑戰，我常笑說如果不小心踢到腳趾，就會中輟健身計劃，這個心態也似乎是當生活變得不順遂時，我首先會做的事。但這次不一樣，我知道我不會停，我已經上緊發條，不能輕言放棄。

二〇〇九年十月八日，我從佛羅里達州飛回家，我先生帶著兩歲的女兒艾迪森到機場接我，現在當我閉上雙眼，還是看得到他們站在那裡的樣子。他一手抱著艾迪，高舉另一手，艾迪跑來抱住我的大腿，他走上前來緊緊抱住我，熱情親吻歡迎我回家，然後在我耳邊小聲說道：「寶貝，我真為妳驕傲，能做自己生命的主人。」語畢我流下淚來，許久以來，我也頭一次為自己感到驕傲。我們開車回家，婆婆留下來照顧一歲的兒子馬修，我得以提早上床休息。明天是個大日子，要早起運動，我蓄勢待發，生活漸漸變得如我夢想般。

第二天，我一如往常清晨五點上健身房，回家後把女兒打點好，準備送她去上幼兒園，接著開始一天忙碌的工作。米契即將出發去接受飛行面試，不知為何我在心裡記下了他站在餐桌前，為當天早上複習飛行日誌的樣子，他穿著卡其長褲配白襯衫，即使結婚十五年，我還是覺得這位老兄可真帥。不久前我愛上健身鍛鍊，令我再度覺察生命中許多被忽略的事，甚至包括欣賞老公這單純的樂趣在內。他開車載女兒去幼兒園，我揮手道別，看著他倒車離開車道，絲毫不知道幾個小時後，我的世界將四分五裂。

即將到來的悲劇

二〇〇九年十月九日的中午過後，米契駕駛一架一九一八年SE5a的複製品，起飛後不久就墜毀。當時我剛好離開辦公桌，渾然不知美好的人生即將到來的悲劇。下午兩點過後不久，我開車載女兒上舞蹈課，並且傳簡訊給要來會合的米契，但沒有收到回信，於是我打電話到他的手機，電話一接通直接進入語音信箱。這時我開始有不祥的預感，因為他總是會在飛機一降落，就打電話或傳簡訊來報平安。我把恐懼拋到一旁，叫自己別胡思亂想，繼續做我該做的事。就在我看女兒跳舞的時候電話響了，是婆婆打來的，她的聲音明顯顫抖，只說了：「妳得回家一趟，鹿谷機場發生空難，他們擔心會不會是米契。」我抓著小女兒鑽進車子，在極度震驚中開車回家。

我一面開車，覺得自己脫離正常狀態就像靈魂出體般，我被重重丟進晴天霹靂中，高速公路的車速緩慢，我的手機再度響起，把我拉回現實之中，婆婆要我快點回家，因為機場方面會派人來跟我談，這時我才確定他真的走了。如果他還活著，他們會帶我去醫院或機場，但他們要我回家，證明我最害怕的事發生了。他死了，我需要證實的就只是這樣。

機場出口就在前方，有那麼一刻我覺得我應該，而且需要到失事現場。接著我回頭看車子後座的小女娃，她在汽車座椅上正在玩自己的金色捲髮，我知道不可以帶著她去那裡。父母必須做許多艱難的抉擇，在那時刻她的安全和純真是我生命中最重要的事，開心的她還不知道爸爸不在人世了，為了她和我好，我必須回家，而非失事現場。我走進屋內，看見遭受重大打擊的婆婆坐在地上，於是將她扶起，平靜地說：「別在孩子們面前這樣。」

母親與妻子在悲劇中痛苦掙扎時所發散的力量之大難以言表，每個人用不同的方式哀悼，而我的直覺是要堅強、有力，以及抽離。我由衷愛婆婆和孩子，毫無疑問也打從心底愛米契，但是在面對令人心碎的時刻，身體能承受的痛苦是有限度的，我的身體從頭頂到腳趾間，已經負載過多的痛苦。

我們看著時鐘轉動幾個小時，靜候機場派人來，白天成了夜晚，我感到身體和心靈脫離彼此。我見證自己的人生變成夢魘，質疑過去所知的一切。我是好人，總待人和善，壞事不會降臨在好人身上，難道不是嗎？

敲門聲止住我狂奔的心，我不想應門，因為門另一頭不是我想見的人，只會帶來椎心之痛、悔恨，以及一生的悲哀，門另一頭的是不幸，我還沒有準備好面對必然要面對的事。終於我深呼吸，打開門面對現實，一陣情緒隨著十月的冷空氣襲來，帶來圍繞死亡的嚴峻、孤單和令人驚恐的悲傷。

妳就會沒事

一大群人站在門外，幾輛消防車、警車、身穿制服的男男女女，來看他們即將摧毀誰的人生。他們的震驚不亞於我，一位先生問我是不是史坦克（Steinke）太太，我說我是。他問可不可以進屋子，我閃到一旁讓他們進來，一行二十人全來到起居室，我環視四周，想著：為什麼要來這麼多人？到底是怎麼了？這是正常的嗎？領頭的調查員表明身分，接著介紹同行的救火員和兩位哀傷輔導師。搞什麼鬼？這種事絕不可能發生的，這場荒謬的夢必須停止，現在停止！這時我聽到對一位妻子和母親來說最糟糕的消息：「史坦克太太，我很遺憾要告訴妳，米契駕駛的一九一八年S. E.的複製飛機，於今天下午將近兩點的時候墜毀在鹿谷。他當時有搭這班飛機嗎？」我回答：「有的。」調查員說：「我要進一步遺憾地告知妳，我們無法確認飛行員身分，因為損傷太嚴重了。」沒有人有準備聽到這樣的話。我只是不斷聽到：「損傷太嚴重了。」

我們靜默不語坐在起居室，感覺像過了一輩子。這位調查員拉了一張椅子到我面前，近到令我不自在。他非常靠近我，凝視著我說：「史坦克太太，我擔任調查員二十多年，做過無數次類似的拜訪，看過許多家庭在轉瞬間被毀，我要跟妳說一件重要的事。」我感受得到他的用心，也感受他的誠意，於是我與他四目相望，在當下，我知道不管他要說什麼，我都得聽。「蜜雪，妳做什麼都好，就是不要喝酒，不要用任何方式麻痺痛苦。面對它、接受它、放下它，妳就會沒事。」

「妳就會沒事」，在那當下似乎是錯得離譜，我想我將永遠無法從這件事走出來，也絕不可能再像過去。在憤怒、傷心欲絕和殘酷的現實中，我不知道該攀附什麼、該伸手抓什麼，甚至不知道自己叫什麼名字，就像被扔進最深邃黑暗的洞穴，周遭沒有一絲光線。人類語言中沒有隻字片語能準確描繪哀傷的痛。

被告知孩子的爸爸和此生摯愛死去的那天晚上，我躺在床上，腦中一再響起那位調查員的話：「蜜雪，妳做什麼都好，就是不要喝酒。不要用任何方式來麻痺痛苦。面對它、接受它、放下它，妳就會沒事。」他的話在我心中縈繞迴盪，他告訴我的這些話，在我哀悼傷痛的過程中發揮了影響力，我甚至相信，他被派來是為了要永遠改變我的人生軌道。

第二天早上我走下樓，看見摯友克莉絲汀，她來我家幫忙通知親朋好友，我也請她打電話給健身房，當時我即將參加減重比賽，我覺得我應該有始有終，因此告訴健身房，儘管我的人生發生巨變，還是會繼續朝健美的目標前進。我不清楚未來會怎樣，但我知道接下來所做的，對餘生將有深遠的影響，因此我不打算停止鍛鍊，內在的聲音都要我別中輟，告訴我這是非常重要的事。

當人生被撕裂，會需要某樣東西幫我們度過，我們都需要救命索幫我們重見光明，找到活下去的力量，而當時我沒有發現，健身鍛鍊會是這樣的東西。

不到一個星期我就回到健身房，運動很快成了救贖，唯有它使我清醒，為難以承受的哀傷找到出口。在健身房，我感到與一般人無異，對於陷入哀傷的人來說相當寶貴，我渴望過正常的生活，然而落失之後，正常的生活也往往不再。

健身鍛鍊讓我短暫逃脫痛苦，釋放所有憤怒、傷心和沮喪，當我意外成為兩名幼子的單親媽媽與寡婦而心力交瘁時，我會用有益健康的方式來釋放哀傷和痛苦，儘管窩在床上睡覺和喝得爛醉似乎輕鬆許多，但健身鍛鍊使我燃起生命的意志力，內在充滿力量。生命至此，仍給我幾個選項，而我的腦海中，一再浮現那位調查員的話。

重新界定「寡婦」

經歷落失以來的這些年，我從不曾後悔當初選擇用健身鍛鍊作為處理哀傷的首要方法。我從不曾後悔在米契過世後短短幾天，就打起精神走進健身房，從大汗淋漓中找到自己的力量。我從不曾後悔，當我原本應該展現脆弱的時候，卻讓孩子看見我的堅強。不是人人都能輕易做出我所做的選擇，對許多事不關己的外人來說，我的行為顯然是自私自利，不曾經歷傷痛的人往往自以為應該告訴我，我所做的是錯的，但我所了解的是：痛快流汗不是什麼見不得人的事，而是淨化心靈的力量以及痛苦的釋放。**這個歷程只有你最清楚，別人無權指謫你的不是，這是你的人生，絕不可以因為悲傷痛苦而變得麻木不仁。**面對它、感受它、放下它，你就會沒事。

我想我應該讓全世界知道，健身鍛鍊的影響力有多大。不到一年，我辭去工作成為健身教練，之後開始經營「一位健美的寡婦」部落格（One Fit Widow blog），這名稱並不是指我，而是重新界定「寡婦」這個被社會大眾賦予負面意涵的字眼，一般人聽到「寡婦」時，會想到悲傷、孤獨、黑暗甚至是老，我想為這些充斥黑暗、孤獨和悲傷的談話內容吹送一股力量和能量，哀傷中的人各有不同的年齡和背景，我們不該再忽視他們可能帶給世界的生命力和光彩。

網友的迴響如排山倒海而來，我收到無數表達感謝的電郵和信件，告訴我哀傷的人們該走出陰影，做自己未來（無論好壞）的主人，而且要堅定有力，用健康的心看待艱難的選擇。當然，依然有人不同意我對落失的觀點，沒有關係，我相信大家可以彼此學習，我的想法很簡單：請各取所需。

我的故事是由許多失敗經驗和成功時刻交織而成的，希望大家了解，你的人生由你決定，無論經歷失敗、落失或勝利，今天的你還在這裡，不是沒有原因的。不管未來如何，你都有能力拿起筆，為你的故事寫下不一樣的結尾，你不僅是倖存，更有能力發光發熱。

只有你，能改變你的生活

現在，你被迫面對各種選擇，和一個重要且值得分享的故事。**唯有你能決定自己的故事接下來如何發展，請接受這個事實，因為這對運動療癒課程的成功無**

比重要。你處在艱困中，眼前的山似乎高不可攀，或許你疲憊到無法攀越，但這也正是你來到這裡的原因。你拿起這本書，是因為你正在尋找力量和希望，殊不知力量和希望早就存在你的內在，而我想做的是幫你面對挑戰，變得比過去更堅強、更健康，也更充滿生命力。

在生命經歷落失後，你將作什麼選擇？我把米契跟我說過的話告訴你：「只有你，能改變你的生活。」你無法控制過去發生的事，但可以決定未來。現在哀傷已經成為你這個人的一部分，你的生命教訓、情緒和成長，交織成為一片美麗、繁複的壁毯。**你被徹底改變，而你可以選擇用健康且正能量的方式處理悲傷，也可以選擇麻痺痛苦**。我想幫你選擇健康的療癒，我想幫助你透過你內在早已具備的，找到自己的力量和主導權。

邁向未來，正視過去。

面對哀傷，讓它提醒你要好好活著。

絕對不是開始新生活，而是繼續前進。

目錄

PART 2

第二部 運動療癒練習 141

第一週 時間管理 142

{第一部}

勇敢向前

如果你一直在為別人而活， 就無法好好處理哀傷。為了面對新的生活，每一天都需要創造自己的時間，好好運動將能滿足多重目的，讓你有體力、保持清晰的頭腦，以正向的方式哀悼、處理傷痛，以便順利地展開新生活。

01 哀傷的迷思

本書教你用健康的新方法，走上哀悼傷痛的旅程，但在此之前，必須揭穿幾個哀傷的迷思。近來我為《哈芬登郵報》（*Huffington Post*）寫了一篇文章《窒息的哀傷：西方人弄錯了》（Stifled Grief:How the West Has It Wrong），我自認這是我寫過較受歡迎的文章之一，文中針對哀傷的運作方式，以及我們的文化如何壓抑哀傷提供精確的觀點，這篇文章引起共鳴，因為它赤裸裸、誠實且毫無保留。

別再把哀傷用乾淨俐落、整然有序的包裝加以偽裝。應該用各種亮度的光，把哀傷當作抽象藝術來描繪，一如它本來的面貌。在進入療程之前，要先破除以下哀傷的十大迷思。

迷思一　每個人的哀傷都一樣

告訴你一個在「壓抑哀傷」的社會中，沒有被普遍接受的小祕密，那就是：其實沒有哀悼傷痛的正確方法、沒有時間表、沒有五階段步驟，也沒有教科書來引導你前進。我希望能提供一個以你自己為主導，具有流程圖卻開放性的指引，在強大你內在力量的同時也面對真實的人生。

接著，我要跟你說另一個祕密：在你的人生中，會有人苦口婆心教你花一年（或者對方花一年）時間來哀悼傷痛，但是在那信口說出的期限過後，他們對你的痛苦、焦慮和悲哀逐漸生厭，這時你可能會開始聽到他們不滿和傷人的唸叨，像是：「是時候回歸正常生活了。」或「現在不是早該走出來了嗎？」跟你說這些話讓我痛苦，因為我知道這是你最不想聽到的，但發生在身邊的事實就是如此。

重點是，**無論別人說什麼，你應該用最適合自己的方式來哀悼傷痛**。適合你的方法，或許跟別人的截然不同，每個人不需要一樣。

是的，你可以憤怒，而且你需要難過多久，就難過多久。是的，你的情緒可能而且一定會被掏空。是的，你可以大笑，甚至能再次感到快樂。

如實接受自己的情緒，盡量不替自己貼標籤，**不要跟別人比較，別告訴自己在做不對的事，也不要允許別人對你這麼說**。因為哀悼傷痛完全是個人的感受。最重要的是，做有益心靈的事。

迷思二　哀傷有階段性

我們經常將時間表和期待，強加在死亡、離婚等悲劇事件上。其實，哀悼傷痛的外表和內在，並不像我們期待的那樣，療癒也不是。對身處哀傷中的人最具殺傷力的，莫過於所謂的「五階段」，五階段理論原本是為了那些正在面對自己死亡的人而訂的，卻不知為何也被用在身處哀傷的人，這個模式讓哀傷看似一條線性的歷程，哀傷的人似乎應該不費吹灰之力從拒絕到接受，終將進入痊癒。

事實上，哀傷不像一直線，可以輕易從一個階段進入下一個階段，比較像是神經兮兮的蜜蜂的飛行計劃，這一刻你悲傷喪氣，下一刻憤怒難平，再下一刻平靜接受，哀傷將帶你穿越各種情緒，弄得你身心俱疲。我將哀傷比喻成海嘯的巨浪，以無比強大的力量冷不防將你捲起，翻天浪濤使你看不到岸，呼吸不到空氣。無論多努力對抗海潮也無濟於事，只能隨波逐流，自己撐住。哀傷時刻的到來既沒有順序，也不會徵得你的同意。

療癒是過程，不是終點

本書刻意使用療癒這個字眼，但我並不期待大家從經歷中獲得治癒，而是希望你們消化自己的落失，用某種方式帶著它直到永遠。「治癒」的字眼會製造錯誤的期待，以為你終將到達某個神奇的目的地，以為在那裡會感到心情舒暢，再也不受落失影響。這種錯誤的觀念已經過時，而且在許多方面妨礙真正的治癒。當你給自己一個療癒的過程時，別期待被治癒，而是期待改變、成長和進化。

要知道，哀傷的歷程可能讓你覺得毫無章法且無前例可循，你也因此不必期待哀傷會隨時間由濃轉淡這麼簡單。

迷思三　翻篇吧，時間會沖淡一切

身處哀傷的人會在很多書中聽到所有的陳腔濫調，像是：「現在他們比以前更好。」、「至少他們不用再受苦」、「上帝比你更需要他們」。說這些話是出於好意，但大多數的人，都不知道這種常聽見的安慰話到底有沒有幫助，更不知道類似的話語，在許多情況下反而造成更大的傷害。

當我成為寡婦時，聽到最傷人的莫過於「翻篇」，這句不痛不癢的話，對每個身處哀傷的人來說帶有負面的意涵，暗示世間存有一種哀悼傷痛的正確方法，這對正在經歷落失的人加諸不實際的期待，使他們感到無能與恐慌。結果，處在哀傷中的人便質疑起自己的方法和情緒來。

當死亡等創傷使你經歷莫大的落失時，你吸收痛苦，成為你的一部分，傷痛會深深影響你現在的樣子，你不可能從這種經歷中翻篇，只能往前走。我知道我已經說過這段話，但這是我哀傷療程的要素之一，「繼續前進」意謂你並沒有忘記落失，也沒有忘記原本計劃好，但被死亡偷走的未來，**繼續前進意謂你選擇繼續活下去，同時也記得曾經發生過的事**。

事實上，無論經歷過什麼，你會立即繼續前進。從你經歷落失的那一刻起，從你遭遇毀壞後的第一次呼吸開始，無論是否準備好、儘管不自知，你都會繼續前進，因為你別無選擇。想想我說的話。現在的你，處在最幽暗的深層哀傷中，卻已經在繼續前進。當你知道自己正在做最困難的事，會有一種寧靜安詳的感覺，即使是了無希望的時刻，也都被希望填滿。

接著是：「他們要你活出每個當下。」這句陳腔濫調可能讓人聽了痛苦，而且人們往往沒有考慮你的感受便脫口而出。但是根據我多年的經驗，加上目睹無數人的人生中確鑿的證據，我認為「過生活」就是找到正向的道路繼續前進，這是遭逢落失的最佳方法，我們藉由正向的生活來紀念死去的人，也趁機會作為孩子和我們所愛且依然活在世上的人們的榜樣；透過生活，我讓孩子明白他們的父親骨子裡是怎麼樣的人，以及他熱愛生命的理由。

當人們看到你認真生活，或許會假設你已經「沒事了」，但你知道真實的情況。當你不再期待自己能做到別人隨口說的「翻篇」，反而能從繼續前進當中找到踏實與喜悅，而不是期待自己忘記曾經發生的事。

迷思四　你需要再度成為完整的人

當我們想到一個身在哀傷中的人，或是朋友、家人、同事等，我們可能會想像有個人坐在牆角啜泣，在一段時間當中一動不動且靜默不語，直到最後整個人從悲傷中走出來，獲得療癒。「完整」是個迷思，當你失去了自己的某一部分，它就永遠不存在。

要做的不是填補空洞，而是利用這個空缺進化、成長，改變你對生命的價值觀。逝去的人留下的空洞，並無法用等待的時間來填補，你必須努力再度快樂，而不是再次變得完整。

設法通過這段黑暗期，換言之，在當下處境中找到寧靜，開始建立新常態。或許你會發現快樂時有時無，有時好像在轉瞬間消逝，生命和哀傷猶如四季般，無論身在哪個季節，當生命殞落、哀傷襲來，依然許給自己那一季的美好，這一切全都是跨步向前的過程。

迷思五　沒有哭，代表不難過

接到先夫墜機的消息時，我冷靜淡定。我想我應該是半年後就停止了哭泣，外人眼中的我堅強、冷漠且難以親近。有些人一定曾經批判過我的行為，質疑我和米契的感情，但他們不知道的是，當他死去，我的內在也死了。

我的身心受到如此嚴重的衝擊，多半時間我什麼都感覺不到。很難跟沒有遭遇過那種衝擊力的人解釋，將近一年我只是行屍走肉。

類似反應的人很多，與我相反的人以及介於兩者之間的人也不少，**哀傷的反應方式並無所謂對錯，你的反應是根據你過去和目前的生活狀況、你的個性，以及身體處理壓力的能力，絕不是根據你和落失的所愛之人之間的感情。**

別讓外人的眼光成為你內心的實像，你的反應只屬於你自己，你的情緒與哀傷不應該接受公開檢視。

迷思六　如果你再談論那個人，你將無法自拔

我在二〇一五年寫了一篇部落格文章，主題是再婚的寡婦，我同時愛著我的亡夫米契，和我現在的先生契斯（Keith）。我沒料到一篇部落格的文章竟會把網路擠爆，網友的回應令我難以想像，其中許多支持者表示，他們第一次覺得自己的情緒是正當的。我也面對許多人的憤怒，他們實在想不通，我竟然可以一方面再婚同時談論米契，還大言不慚表示我兩個都愛，但這對我來說從不是問題，因為事實就是如此。我經常對現任丈夫的孩子、他的友人、他父母甚至我自己談論米契，他是我最愛的人之一，對我的生命舉足輕重，既然如此，我怎麼會就這麼忘了他的存在？那麼做有益健康嗎？真實嗎？

你不會因為時間流逝或再度墜入愛河，而遺忘你落失的人，你不會因為失去一個孩子，就用另一個孩子代替，既然如此，失去配偶又怎會不同？你大可以談論兩者，讓他們的美好和影響力將繼續與你同在。不要因為你珍惜過去，並且說出心愛的人的名字，就讓社會輿論框限住你，使自己深陷其中無法自拔。

我認為說出自己的故事，笑談往事並且感受愛，比起避而不談，假裝不曾發

生要來得健康許多。你的心知道何者為真，**不要為了「讓別人比較自在」而隱藏自己的情緒，你是為自己而不是為任何人而活**。當你一步步向前之際，你應該被尊重且對自己引以為傲。

迷思七　最難的是死亡

心愛的人肉體消亡，是痛苦且赤裸裸的，但很多人沒有發現，身體的死亡只是開始，對哀悼傷痛的人來說，將體驗的是失去死者後無窮盡的落失感。我的朋友克莉斯提娜・拉斯穆森（Christina Rasmussen）在其著作《第二次最初》（*Second Firsts*）中談到，這種無形的落失會在死亡事件發生後到來，難以用肉眼看見，難以名之為哀傷，且往往難以廓清。

這種無形的落失感極為巨大，複雜性無法一一列舉，其中像是失去計劃好的未來、失去逝者的支持、失去安全感或自我價值、看孩子在失去父親或母親的情況下長大、失去那個人的經濟支援、少了談天說地的對象、第一次看孩子運動，才察覺跟你一樣愛孩子的另一個人，將永遠無法一起見證這些時刻；諸如此類的無形落失真實且令人心痛，不幸的是，這種落失在未來數年將持續。

它們對別人來說是無形的，因此，他們可能以為你調適得很好，已經向前走。老實說，他們並不關切你的無形落失，而且多半不希望被你那無法消除的極度痛苦所困擾。這樣的落失會給你一種新的存在感，這感覺不久就會變得熟悉，我稱之為「二元對立」。也就是你在某一刻找到喜悅的同時，也會感到落失的痛苦。落失後的生活充滿二元對立，證明了情緒的複雜性，哀傷絕非簡單之事。

二元對立和無形落失都是過程，但不表示你必須孤獨地承受，因此「強而有力的哀傷支持系統」就變得很重要，你需要被正能量包圍，周遭要有人能瞭解你的痛苦，也幫助你抱持著不斷成長的心態向前邁進。

迷思八　第一年最難過

相信我，很少人在你落失的第一年後，依然對你有耐心。我的意思不是第一年最難度過，而是人們會漸漸厭倦，希望你已經沒事。就我個人而言，第二年遠比第一年還辛苦，直到第二年我才真正感受到身體、情緒和心理上的落失。

震驚漸漸平息，我知道自己經歷過哪些煎熬，隨著我接受了不想接受的現實，落失也變成永久且真實人生的一部分。一如我在書中多次詳細提及的，落失是個人經驗，每個人的過程獨一無二。有些人認為第一年最糟，也有人覺得第十年才是。**不要批判自己走過的路，在你前進時，也別擔心別人會怎麼想。**

迷思九　你帶給他人啟發

假如每次有人說我多堅強，或者我多麼激勵人心，我就可以得到一塊錢，那我這輩子就不愁吃喝了。這麼說似乎是旁人從外表觀看你的不幸時，最合適的標準反應。對他們而言，能夠處在非常狀況下還正常過日子相當激勵人心，或許一時半刻改變了他們的人生觀以及對現況的看法。

我在落失後的近八年間（撰寫本書的時候），從不曾感覺特別堅強，也不覺得自己能激勵他人，我只是做我該做的事。我照顧孩子、照顧自己，做好我優先該做好的事，我在外界眼中看似正常，我能練就美好的身形、開創營利和非營利事業，或許令某些人心生敬畏，但對我而言，我只知道這是遭逢巨變後該做的。別人告訴你，說你度過哀傷令他們振奮，但他們終究沒有覺察到這些話有多沉重，也不知道我們把這重量扛在肩上，當作是額外的責任。

不要承受這重量，別把他們的話往心裡放，以為自己必須把全世界扛在肩上。**你沒有必要激勵任何人，而且你沒必要為別人堅強。你可以肯定自己有能力承受落失帶來的壓力，但不可以認為你必須做自己辦不到的事。**當全世界的人只看到你的堅強之際，你仍被容許有軟弱的時候。

迷思十　你將得到無條件的支持

在你經歷落失時，有些人不會繼續留在你的生命中，許多人不喜歡你的某些改變，或者對你的某些改變無感。我永遠記得有人對我說，他們希望以前的蜜雪回來，我笑著回答：「米契死的時候，以前的蜜雪就死了，她永遠回不來了。」身邊的人會因為許多理由而走出你的生活，有些人無法處理傷痛，認為離開比較輕鬆，有些人不喜歡你的成長，或是有些人單純不想被你煩。

你必須讓他們走，並釋放所有他們離去所產生的負能量，因為你無法控制他們的感覺，也沒有本事揹著他們的感覺過日子。讓他們走，或許哪天他們會回來找你，如果沒有，那也很好，如果他們再也不回頭，再度落失令你心碎，請記住這多半不是你的問題，你無法左右他們的想法，而且連嘗試都不必。

在你經歷落失後，也將發現自己的諸多選擇會遭受眾人的批判。人們關心的，似乎是我在米契過世後而不是生前的生活，這點總令我好奇，我覺得自己好像活在一個用哀傷打造的玻璃屋，突然間每個人都關心起我的人生和我的一舉一動。有一天，在我經歷落失很久後，我讀到唐・米格爾・魯伊斯（Don Miguel Ruiz）寫的《四紙合約》（*The Four Agreements*），對哀傷的玻璃屋有了新觀點，才明白問題不在我，我也不應該認為他人的批判是針對我，或是假設他們在想什麼。我高度推薦大家閱讀《四紙合約》，這本書將改變你對落失後人生的看法，幫助你等比級數成長，放下他人的看法。

哀傷的禮物：創傷後的成長

哀傷是持續進行的。你的落失已經從單一的時刻，演變成持續發動攻擊的落失感，時間可能是數個星期、數月甚至數年。請你勇敢且懷抱希望穿越這種痛苦，活在痛苦的感覺中，與痛苦同在。我要你感覺痛苦的移動和轉移，因為它將永遠改變你人生的軌道。我要你每天邁出步伐處理你的落失，哪怕只是最微小的一步也行，**吸收痛苦成為未來的你的一部分，讓它使你變得更好**。

請讓我再說一次，因為這件事很重要：你可以藉由痛苦使自己更好。事實上，這也是哀傷贈送的大禮，推動你朝著改變前進。

說來有趣，一九九〇年代中，北卡羅來納大學的心理學家理查・泰德齊（Richard G. Tedeschi）和勞倫斯・卡爾洪（Lawrence G. Calhoun）首先提出「創傷後成長」（post-traumatic growth，簡稱ＰＴＧ），他們的研究讓大家更清楚許多身處哀傷中的人的感覺。ＰＴＧ是當一個人遭遇人生巨變（例如創傷或危機）後的正向改變，**人在經過一番奮鬥掙扎後可能會改變，且經常是變得更好**。創傷後的成長效應可能會造成許多方面的影響，從個人認知到的機會乃至處理人際關係的方式，而且經常使人對生命充滿感恩。

哈佛心理學家肖恩・阿克（Shawn Achor）在其著作《哈佛最受歡迎的快樂工作學》（*The Happiness Advantage*）中論及創傷後的成長，也是從科學的角度，驗證我在很久以前認知到有關哀傷的事實：創傷確實能使人變得更好。光憑這一點，你就可以期待未來會更好。

即使此刻你正經歷PTG，可能鼻青臉腫、萬念俱灰，但我要告訴你，哀傷不會傷害你一根汗毛，只要你願意，哀傷會激勵你，落失會教導我們珍惜當下，愛你所愛。生命的重點不在物質，而是經驗和記憶，落失讓我們明白人生苦短，無法實現所有的夢想，我們會因此愛得更深，更慷慨付出。落失是人類最偉大的老師，而走過落失的你，如今也能從哀傷的禮物中獲得啟發。我不會詛咒我的敵人經歷我的痛苦，但我會希望全世界的人，抱持與我相同的生命觀，如果大家都用這樣的觀點看事情，我們將活在更親切、更和善，以及更圓滿的世界。

最黑暗的時刻，提供最好的成長機會。當思慮混亂、本能不管用、鑽進牛角尖走不出來，我們可以大膽往前衝，也可以是躡手躡腳地退縮，當我們站在十字路口，看著面前的各種信號，總得決定要不要發揮內心的堅定和毅力，勇敢度過未知的險境。如果你曾經和此生摯愛道別，而現在讀到本書，那麼你必然充滿力量與無限潛能，你已熬過最糟的狀況，有能力完成任何夢想，**當你站在十字路口，請你選擇用健身鍛鍊邁向未來，你將具備更多信心、力量和內在的寧靜，來面對苦日子**。

你一定會想：蜜雪，我幾乎起不了床，我絕望、疲憊，只是苟延殘喘，我不認為現在可以把鍛鍊身體加進生活中。我要從哪裡開始？我要做什麼？這麼做真的有幫助嗎？多了解運動對大腦、身體和情緒的影響，或許會提高你的動機，讓我們從科學的角度來探索健身鍛鍊對身心的影響，事實勝於雄辯，我保證你在還沒讀完下一章之前，就會想動起來。

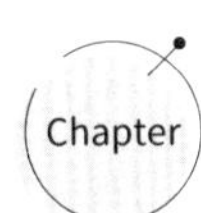

02 腦內啡對情緒的影響

落失風暴中，啟動身體的自救機制

當我開始撰寫用健身鍛鍊來處理哀傷的文章時，受到一些嚴厲的批評，我永遠忘不了曾經收到一位女士怒氣沖沖的電郵，她認為用健身鍛鍊處理哀傷，只是輕描淡寫一個嚴肅的狀況：「妳真的認為我站上跑步機後，一切都會沒事？」

請容我澄清，我從不曾說健身鍛鍊會「解決」或「帶走」哀傷，你的痛苦誰都帶不走，這是個令人難過的事實。還記得前一章提到的迷思嗎？**你的哀傷將永遠成為你的一部分，我想幫你的是用健康、有建設性而且積極正向的方式來處理和應對哀傷，而不是設法「解決」它。**

一年後這位女士再度來信，為她當初暴走的言論道歉，她承認當時還沒有做好準備，對於我一直試著給她的資訊，她告訴我，在我們電郵往返後不久，她便開始養成走路的習慣，而這對因應她的落失確實有幫助。時至今日，每當我再度想到那位女士的電郵時，總是慶幸她親身驗證了我所說的：「站在跑步機上，確實會讓妳變得比現在好，而且有可信度極高的科學研究作為佐證。」

開立運動處方

健身鍛鍊能有效改變人生，這點並不新鮮，但鮮少被哀傷諮商師、醫師或支持團體提起。健身鍛鍊目前並不是公認最好的治療法，但我希望透過本書教導大家關於健身鍛鍊明顯強大的益處，使它成為醫療專業人員開立的最佳治療處方之一，並且被哀傷團體討論，在哀傷手冊中被探討，甚至更廣泛被關於哀傷的書籍談論。

多年來，醫師和治療師一直在研究運動。大量具體的證據證明：**運動能**

改變人的腦部、心情，以及對生活的整體感受。儘管如此，許多醫療專業人員依然把健身鍛鍊當成可有可無的事。美國已經成為速效和處方藥丸的國度，對醫生來說，開立藥丸比鼓勵用有益健康的方式療癒更為快速容易。

身體是一台不可思議的機器，具備強大的療癒功能，其實在多數情況下，他已經具備一切所需，將你推向正途，使你獲得新的力量。如果製藥業能把「健身鍛鍊的效果」裝進藥丸，開立給病人，它將成為史上最普遍被開立的藥方。

腦霧！腦袋裡發生了什麼

經歷落失大約八個月後，我去見我的內科醫生，她給了我一些明智的建議，當時我說我**感覺灰暗、陰鬱而且失落，這被稱為「寡婦腦」、「哀傷腦」和「腦霧」，撇開稱呼不談，結果是相同的：難以思考、處理資訊和理解小事情**。壓力、焦慮和生活中難以承受的狀況都會造成腦霧，灰暗感真實且令人挫折，這種無形的落失似乎偷走我正常生活的能力，甚至使我習以為常。

這位內科醫師陪我走過各個人生階段，經歷我生產前後，看過我體重過重和懶得運動的樣子，也見過我勤於運動和健康的樣子。她知道落失對我的影響，也知道我用多大的毅力來處理哀傷。但是在幾個月後，我還是覺得需要協助，讓身體從震驚之中走出來。我們往往回過頭來吃藥，但希望製藥公司能想出辦法讓我們不用再吃。請別誤會，有些嚴重的狀況確實需要服藥，但是開給寡婦的藥，通常是抗憂鬱、抗焦慮的藥物以及止痛藥。雖然過程中你或許會需要其中某種藥物，但本書的目標是提供別的選擇。**許多情況下，身體能自我療癒，只要你做了該做的事。**

腦霧是信號，說明身體還在處理哀傷的情緒。身體極其精細複雜且力量強大，多重系統問題往往可以自行解決，保護我們免於創傷，幫助我們存活。「霧」是痛苦記憶的屏蔽，代表身體正試圖幫助我們。當我坐在醫師的辦公室，告訴她或許我需要吃抗憂鬱藥時，她問我：「蜜雪，妳在一天當中，有什麼時候不會覺得腦子霧霧的？」我立即據實回答：「有，只有在運動完的時候。」她在紙上作了一些筆記，問我另一個問題：「妳有沒有覺得，某一種運動比較有幫助？」我再度不假思索回答：「有的，我跑完步都會變得比較好。」她又做了些筆記，接著抬起頭來，說出改變我一生的話：「蜜雪，妳每天在健身房為自己做的，勝過我所能給妳的，**腦內啡是市面上最棒的抗憂鬱藥，而且完全免費！**」

腦內啡，最強大的抗憂鬱藥物

確鑿的證據顯示，「動」不僅使我們更健康，也使我們更快樂。這方面的研究沒有斷過，證據多到無法否認。**當身體動起來，會提高腦部接收資訊的能力，心情會變得比較開朗，我們也會擁有更多能量，感覺更有活力**。

「動」提高我們的適應力，使我們成長和進化，這在面對任何型態的哀傷時，是不可或缺的能力。落失之後的生活，幾乎天天需要適應新的狀況、挑戰以及新常態，而當身體動起來，就有能力做得更好。透過成長獲得新的生活、扮演新的角色，並且擁有新的未來，需要的既是調適力同時也需要進化，而且要懂得變通到足以應付新的阻礙。

我很喜歡約翰・拉提（John J. Ratey）的著作《火花》（*Spark*），探討運動對腦部的好處，以及腦和身體的連結。拉提醫師在這本好書中寫道：「神經科學家剛開始研究運動對腦細胞內部（也就是基因）的影響，他們在生物體的根源，發現身體影響心靈的跡象，從而了解肌肉的運動能製造蛋白質，這種蛋白質透過血液流遍全身進入腦，在最高階的思考處理機制中，扮演關鍵的角色。這種蛋白質名為類胰島素生長因子（IGF-1）和血管內皮生長因子（VEGF），為人們對身心的關聯性產生前所未見的新發現。」拉提醫師及相關的研究人員正在尋找運動時心靈和身體的關聯性，而這種關聯對心理健康極為重要。

人需要動，而且我們自己知道！身體先天就渴望動，當我們提供身體所需，身體也會回饋許多好處，這不僅是安慰劑的作用，運動的影響深及細胞，本章將從非醫學的角度，剖析運動對身體的直接影響，讓你更了解整個過程。我保證長話短說！記住，我既不是醫生也不是科學家，但幸運的是，運動改變大腦的事實，已漸漸成為科學界中廣泛研究的領域。

我想談談在運動或身體動起來的時候，會發生哪些改變。「動」本質上對身體來說是一種「壓力」，當我們對身體適度施壓，身體會更強壯。大腦會把「動」認知成必須「迎戰」或「逃跑」的警覺狀況，身體為了自我保護，會起化學反應釋放蛋白質，當中尤以一種化學反應會產生名叫BDNF（腦源性神經營養因子）的蛋白質，能幫助我們更妥善的處理壓力，這種「BDNF蛋白質」被證實有助對抗焦慮和抑鬱，並能提高心智能力，同時製造出「腦內啡」使壓力降到最低，腦內啡類似止痛劑，也能減輕疼痛感。

BDNF和腦內啡的強大組合，使你運動時感覺身心舒暢，並且據說和海洛因、嗎啡與尼古丁等藥物有相同的成癮特性，**我們可以把腦內啡視為天然藥物，因為腦內啡啟動大腦內負責「使不安降到最低」的受體，能為我們帶來狂喜和幸福感**。拉提指這種作用是「腦的大力丸」。他又說：「運動最能有效使腦部功能達到最佳狀態。」拉提醫師等人的研究發現，運動不僅讓人身心舒暢，也能提高腦部功能，在面臨創傷和生活中出現高壓事件時更顯重要。

雖然是簡單介紹全身的變化，也足見「動」（任何型態都好）對身心靈整體的好處，因此，我們每天都應該多動一動，任何型態的運動都好，使生活和健康各方面變得更好。被說服了嗎？以下幾個人的故事，說明在經歷人生重大變故後，如何透過運動帶來正向的改變，使你明白運動的力量及腦部的運作。

運動使人脫胎換骨

自從我成立「一位健美的寡婦」以來，聽過無數經歷傷痛的人和我一樣，藉由運動積極面對人生。在你開始進入這個課程之前，我想跟你分享幾個故事。

案例1　死亡成了生機

我關心內在的轉變更勝外在，但似乎兩者的重要性不相上下。先說我的現況：我正在為首次參加查塔努加（Chattanooga）的鐵人三項進行訓練，我去年完成第一次半程鐵人，之後努力鍛鍊，期待有朝一日完成鐵人三項的比賽，現在我相信我的確可以。

之所以走上這條路，要從二〇〇五年十月二十七日的一連串事件說起，那天我們哄一歲半的女兒漢娜睡覺，之後她再也沒有醒來。這件事永遠改變了我們的人生。我花了八年（做了一些沒有助益的事）才明白漢娜會在我跑步、騎自行車和游泳的時候來和我相會，運動是我的神聖空間。但有時哀傷難過的情緒壓倒了鍛鍊的慾望，這時我會覺得骨頭硬得像石頭，必須用盡所有身體、精神和情緒的力量才能動起來，試圖使身體的痛，達到與內心深處的傷痛相同的程度，也因此，我的身體變得愈來愈強壯。哀傷反反覆覆，我已經了解自己可以和它和平共處，而不是對抗。

二〇一三年，當我回顧開始用運動治療傷痛時的狀態，我對未來也愈來愈有信心。我之所以能在失去女兒後好好活著，是因為我找時間和她在跑步機上相遇，風吹拂過我的頭髮，而那風全都是她。當我在密西根冷冽的湖水中游泳時，湖面下顯現被陽光照映的心型葉子的輪廓，是她逗我開心的方法。我要我的兩個孩子了解：**人生是苦的，生命並不公平。生命是奮鬥和掙扎，然而生命在所有的悲劇中，卻是不可思議的美好**。現在我所做的一切，是要紀念漢娜留下的回憶，同時教另外兩個孩子，在遭到打擊的時候如何奮起。

至於身體，過去四年來，我的體重掉了大約五、六十磅。今年夏天即將到來的密集訓練，會使我進一步減重，鐵人訓練就是如此。但最重要的並不是體重，我很感恩能夠有力的呼吸，能跑著追我的孩子，和他們爬沙丘，坐雲霄飛車。我有體力而且我想活，真正的活，充滿活力的活。死亡變成了生機！

——崔西米契（Tracy Mitchell）

案例2　跑步是我的治療

麥特走後的前五個月，我像在迷霧中不知身在何處。我陷入一種麻木不仁的狀態，像是在自動駕駛的設定下渾渾噩噩度日。所謂的自動駕駛，就是不去想我年僅三十一歲就守了寡，而且在我先生過世兩個星期前，我開始從事夢寐以求的工作。我隔絕外界的一切，一面學習新的工作。我去上班，把工作做到最好，一走出辦公大樓就開始哭，開車回家的途中也沒停過。

回到家不久，我爸或我媽會來陪我過夜，九點左右我會吃買來的安眠藥，這樣就可以在九點半上床，十點睡著。這樣的生活持續了五個月，後來我的姊姊強迫（或者說是鼓勵）我參加波特蘭夏姆拉克（Portland Shamrock）的五公里路跑，她已經跑了很多年，而我這輩子還沒參加過。我過去總是認為路跑蠻蠢的，但她卻總樂衷參與賽事。

比賽當天我很緊張，因為我沒有認真練過跑，但是怪就怪在我也同時因為周遭的正能量而感到興奮，原來這種能量是會傳染的！路跑沒多久我就開始用走的，跑一小段之後又走了更久，然後再跑一小段，基本上接下來都是用走的。我花了五十五分鐘完成五公里賽程，但我終究辦到了。路跑賽後，我決定多花點力氣來跑步，因為這活動顯然是需要長時間鍛鍊才行，再加上熱愛跑步的狂人似乎對生命都充滿熱情，我也想跟他們一樣。於是我開始每週四跟我姊姊去參加附近的一個路跑團體，家人很鼓勵我這麼做，因為我可以藉此走出家門，跟人互動。

通常我來回一共跑兩英里，過了幾星期而後幾個月，我的速度變快，從兩英里增加成三英里。在我開始試著跑步之後短短的八個月，我就在姊姊的幫助下，突發奇想報名參加十二英里的路跑，跑到中途時，我以為我要死了，這麼一來我很可能會看見死去的老公站在那裡笑我，說我是傻子，他生前就是這麼滑稽的人。但我沒死。我一路跑完，花了一小時又三十二分五十八秒完成接下來的七英里，以全程來看一英里的平均速度是十二分十四秒，對我而言是重大的成就，我把自己的極限又往前推進一步。

跑步是我的治療，每一滴汗把憤恨和傷心帶走。我恨老公害我三十一歲成了寡婦，但我相信是汗水帶走傷心和伴隨的所有情緒，使我能用更快的速度療癒。跑步使我在很容易孤立自己的時期，把我帶到一個新的社交圈，我也開始減重，大大提升了自信。光是跑步，就帶給我生命如此大的正向改變，這是用錢也買不到的，我真心覺得如果當初沒有開始跑步，我會陷入深不見底的抑鬱中。在我成為寡婦，前途茫茫之際，跑步拯救了我。

——瑞秋・努恩斯（Rachelle Nunes）

案例3　運動是良藥

二〇一〇年，我先生下班回家途中因車禍喪生，得年三十二歲。

事發地點離家四英里，當時大兒子兩歲，我還懷了二兒子四個半月，我原本就有跑步的習慣，即使懷孕全程也在醫師的同意下持續跑步。面對巨變，我決定不服用藥物，因為我先生過世的時候，我正懷有身孕。唯有運動能讓我舒服些，我渴望運動。兒子出生後，我一得到醫生的允許，就立刻再度開始跑。

二〇一一年，我跟孩子們在家時，龍捲風來襲，最小的孩子才七個星期大，屋子嚴重受損，我們必須搬出去兩個月以進行修復。即使在那段時間，我還是繼續運動，要不是靠運動放鬆，我根本撐不過來。二〇一三年我接受鍛鍊，參加生平第一次半程馬拉松，當我跑過終點線時，我哭了，我知道先夫會為我驕傲不已。

直到今天，我還是繼續每週運動好幾次，我從不需要吃藥來對抗憂鬱，我認為這要歸功於運動。運動是良藥，也是一縷清風。二〇一六年十一月，我再嫁給一個愛我也愛孩子的好人，我也獲得一個女兒。我曾走過艱辛的時期，但我從不曾陷入深度抑鬱中。我將這點歸因於運動和禱告！

——安吉拉・威斯特（Angela West）

線性、三維？文化的問題

由於社會長期來不強調「動」的重要，使我們從很小開始，就養成久坐不動的生活方式和制約。特別是現在我有了孩子，看到大人努力教導孩子知識技能，像是數學算式、歷史上的重要日子和文學巨作等，而這些全都是要他們在學校盡可能一動也不動的坐著，真是令人沮喪。我把這種現象視為填鴨式教育的問題，換言之，我們花很多年來建立孩子腦袋裡的東西，卻忽視了他們的身體，以及其他關鍵的發展因子，例如重要的三維學習，這就好像我們把孩子的腦和小小的身體分開，因為我們不知為何認為兩者是互斥的。

這是個可怕的錯誤，因為**身體和腦是共同而非分別運作**，**動動身子反而更能增進學習**。更大的問題在於：父母不重視「運動」對孩子的重要性，孩子也就養成了「不動」的習慣而長大成人，於是全國的人都不給予運動應有的重視，一旦生命遇到難關，就會嘗到最大苦果。

反過來說，無論孩子或大人，如果在一天當中可以適時動動身子，就能提高專注力，思慮也會更清晰，因此許多大企業會實施員工的健康計劃，也會在辦公室設置健身鍛鍊中心。全世界幾家生產力數一數二的幸福企業，如Virgin Atlantic、Google、Mindvalley等，大多採身心靈整體健康的作法，不僅納入健身鍛鍊，也透過冥想靜坐來練習正念。拉提在著作《火花》中詳細探討：「我們一定要使腦袋和身體重新連結，不光為了提高學習力，也為了創造更快樂、更有能量且在各方面更有生產力的人類。」

運動、情緒與疾病

從科學了解了運動跟大腦和身體的關聯性，就可以進一步把缺乏運動與哀傷中的人經常會產生的抑鬱、焦慮和創傷後症候群等加以連結。

根據世界衛生組織，全世界至少有三億人受抑鬱困擾，抑鬱也是失能的首要因素。疾病管制和預防中心（Centers of Disease Controland Prevention）表示，美國是受抑鬱影響最深的前幾國，這些令人咂舌的數據，不僅使許多人無法擁有快樂與圓滿的人生，林恩・戈柏格（Linn Goldberg）在其著作《運動的療癒力》（*The*

Healing Power of Exercise）中寫道：「抑鬱的治療成本、抑鬱造成的失能和損失的生產力，相當於花在心臟病上的錢。」抑鬱不只對個人、家庭，也對社會造成嚴重的損害，亟需一些方法，來對抗這個逐漸擴散的傳染病。

抑鬱比起沮喪或心情低落好幾天要嚴重許多，會製造伴隨而來的負面情緒，這種情緒大多時間會跟隨你，導致你對生活失去所有的興趣和樂趣，抑鬱往往連帶使人思路混亂或失眠，有時會興起自殺的念頭並產生高度罪惡感。

抑鬱是什麼造成的？如何避免成為身在哀傷中，且出現抑鬱症狀的人？根據《哈佛健康》（*Harvard Health*）指出，抑鬱的成因比大多數人所知道的更加複雜，常見的說法是：「抑鬱來自人體化學物質的失衡，但無法說明這種疾病有多複雜。研究人員表示，抑鬱並不光是因為腦部某些化學物質過多或過少，相反地，**抑鬱的可能因素很多，包括腦部的情緒調節出錯、基因缺陷、生活中的高壓事件、服用藥物以及醫療問題。**」

儘管還無法確知抑鬱傾向是由何造成，但我們已經想出一些方法，來處理抑鬱的負面影響。根據《今日心理學》（*Psychology Today*）報導，超過二十五個案例的研究，確認運動有助於預防抑鬱：「多倫多大學的教授整理分析超過二十六年來的科學研究，發現**即使是最溫和的身體活動，如每天走路二、三十分鐘，都可以防止各年齡層的人發生抑鬱**。多倫多大學的博士候選人喬治・瑪曼（George Mammen）根據二十五份不同的研究報告共同撰寫評論，顯示長期從事溫和的運動，能預防抑鬱的短期發作，研究的整理發表在《美國預防醫學期刊》（*American Journal of Preventive Medicine*）十月號。」

焦慮和創傷症候群

許多人都知道焦慮的感覺：心臟彷彿要跳出來、呼吸不過來、暈眩、手抖或腿抖、有時會極度恐慌。《韋伯字典》（*Merriam-Webster*）形容焦慮是「害怕可能發生的事或感到緊張」，以及「不正常和無法承受的憂慮和恐懼感，通常會出現身體的信號（例如心情緊繃、盜汗和脈搏數增加），懷疑威脅的真實性和本質，以及懷疑自己應付威脅的能力。」

在許多情況下，哀傷和焦慮是哥倆好，當你經歷創傷，身體會用不同以往的方式來應付當前的處境，如果焦慮發生之初能更敏銳的辨識出來，就能及早開始透過運動、冥想、充足的營養和深呼吸等有效方法來克服焦慮。

根據梅約診所的說法：「後創傷壓力失調，是親身經歷或親眼目睹恐怖的事件，因而引起的心理病症，症狀包括腦中一再浮現事發經過、做惡夢、嚴重焦慮及不自主想到事件。」我在先夫墜機後不久，第一次察覺自己可能罹患後創傷壓力失調，因為當驚嚇逐漸退去，我卻開始對身邊的至親是否安在產生焦慮，當我沒有接到某人的回電或回覆的簡訊時，就會開始不安，看新聞時也會焦慮。後來，我做了一些生活上的調整，持續規律運動，並且盡量不靠藥物控制焦慮。

在經歷落失約兩年後，我開車在高速公路上，那條公路，正是先夫墜機當天我遇到塞車而動彈不得的公路。我看見對向車道發生嚴重車禍，當下身體好像四分五裂，我開始盜汗，嚴重焦慮到呼吸不過來。第二年又發生幾次類似的經驗，使我決定請教醫生和諮商師，他們確認我可能罹患輕微的ＰＴＳＤ。

我還記得聽見ＰＴＳＤ時，覺得自己的狀況很糟糕，然而我再度了解，健身鍛鍊在幫助調整焦慮和ＰＴＳＤ症狀方面可能有極大的幫助，根據馬修・杜爾（Matthew Tull）博士的說法：「有幾項針對規律運動對ＰＴＳＤ症狀的效果研究，其中一項對罹患PTSD的成年人所做的研究發現，每週三次、每次四十分鐘的有氧運動八週後，能減輕PTSD的自覺症狀、焦慮和抑鬱。另一份研究也是針對罹患PTSD的成年人，也發現在從事十二次有氧運動後，PTSD的症狀、抑鬱和焦慮也減輕了。」

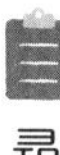

尋求協助解決抑鬱

我要再三強調，如果你正陷入和抑鬱相關的任何情緒，一定要尋求醫師協助，這點非常重要。許多類似的情緒屬於哀悼傷痛過程的一部分，你或許不是臨床上的抑鬱，但這要由你的醫生和你一同釐清。**醫學確實認為運動能有效治療輕微到中度的抑鬱，請你也和醫師討論，把健身鍛鍊納入療程中，由他們來建議最佳的治療方法。**

改善睡眠和思慮的清晰度

哀傷經常伴隨的「腦霧」症狀可能會相當棘手，人會出現注意力不集中、失神、健忘等思緒不清的情況。**為了消除腦霧，務必好好睡覺，許多好的轉變會在睡覺的時候發生在腦部和身體上，血壓驟降，白天累積的心靈垃圾得以被清除，身體也會產生重要的生長激素。**然而當你經歷人生巨變時，可能會變得輾轉難眠，這時可以藉由什麼來獲取所需的睡眠呢？答對了，就是「運動」！

紮實的訓練計劃除了消耗精力，規律運動會使體溫上升，運動後體溫下降，兩者都有助之後的睡眠。**常運動的人會發現失眠改善，這要歸功於焦慮和抑鬱症狀減輕了。**運動加上良好的睡眠品質，就能更有效的克服哀傷。

運動救命

我在經歷刻骨銘心的落失後，才見識到健身鍛鍊的真正威力。我在無意間闖進了這個救命的療法，在經歷落失後，沒有人叫我去鍛鍊身體，事實上，許多人甚至無法相信我竟然花時間跑步，或者花一小時在健身房，當他們認為我應該哭倒在地的時候，我竟然專注在無關緊要且虛榮的事情上。

然而他們不知道的是，在健身房的一小時，對我整個生命和哀傷的控管有多重要，他們也不知道，唯有盡情流汗，才得以讓我度過落失的最初那幾個月。我很快就明白運動的重要，每做完一次運動，就愈發了解我必須窮盡餘生，來確保每位身在哀傷中的人也明白運動的重要性。

透過運動來提升心靈健康，最美好的優點之一在於沒有副作用。尤其每天花十分鐘走路，就能身心同時獲益，且立即提升睡眠品質、精力和耐力。而最大的挑戰，往往是克服一開始心態上的重重障礙。

你已經知道了各種數據和事實，下一章我將介紹「十二週運動療癒練習」的兩大要素：「運動」和「營養」。請務必了解基本概念，之後才下場子去跑。

03 運動：克服哀傷的十種最佳健身鍛鍊

渲洩負能量、強化身心正向力

我知道開始運動很難，尤其是經歷了人生的巨變。有些日子光是起床就像是一大成就，因此我希望你能總是肯定和鼓勵自己每天踏出的一小步。

但於此同時，我也希望你了解：**當你最不想走出去的時候，往往也是你最需要走出去的時候**。當我們因為失去某個重要的人而陷入深度絕望，甚至懷疑未來的人生，你更應該相信你自己的身體有能力幫你。

給自己一個機會，開啟一個新的可能，只有你可以做你自己的主人，即使只有一小步，也是一種前進！

動起來，對抗內心的惡魔

我常覺得每當我必須對抗內心的惡魔，費盡心力才說服自己動起來時，我通常會運動得淋漓痛快，在運動後感受自我療癒力量發揮作用。

該從哪裡開始呢？身為女性，而且體驗過健身鍛鍊對療癒心靈傷痛的力量，我想請大家立即進入密集的常規運動，拚命運動流汗直到你哭出來，而且永不放棄。但是身為健身教練，更重要的是身為曾經體重過重、疲憊、身材走樣的女性，我承認生活中任何微小的進步都很重要，特別是在進入健身鍛鍊的領域時。

你準備用何種程度的運動來克服哀傷，終究要視你目前的體能和你的個性而定，或許你想立刻挑戰高難度，又或者光是「改變」所代表的意義，就把你嚇得半死。人往往會趨易避難，因此短期改變很少能成為長久的慣性，突然間翻天覆地的改變，往往只會持續幾天甚至幾個星期，大部分的人終究又回到老樣子，覺得「新生活」看似太辛苦而無法永續。因此，從幾個小改變做起，而後漸漸擴大會順利許多，有助穩定地重新建構腦內迴路，帶來持久的改變。

本章將帶大家踏出最重要的一小步：選擇第一種運動。適合你的活動，通常要看你目前哀傷的程度，無論你挑選哪一種活動，記住循序漸進才是上策。現在你的身體比任何時間都需要緩慢微小的進步，大幅度的改變可能立刻造成受傷、疲勞或精疲力竭而迫使你放棄。慢慢來，逐日增加一點點活動。**記住「動」能帶來改變，這是本書的主旨。你的目標不光是體魄的強健，心靈和情緒也要強健才行。**不僅身體要健康的療癒，人生也是。

哀傷的二元對立性

運動可能讓你第一次感受到哀傷的「二元對立」，換言之，在你擁有成就感而快樂時，同時得面對沒有對方分享而獨自運動的傷感。這種二元對立將會是你的新朋友，伴隨你的餘生，儘管痛苦最終不再使你虛弱無力，但幾乎所有快樂的時刻，都會伴隨些許痛苦，**二元對立將使你經常想起生命的可貴和人生苦短，而健身鍛鍊將為被改變的人生帶來夢想和力量。**

無論做什麼，不要使它成為壓力，無論做什麼，不要半途而廢！

以下的計劃聽來令人害怕而退避三舍，但請不要還沒開始就放棄。接下來我會循序漸進，把健身鍛鍊變成容易的事，你將了解你需要什麼，以及如何讓健身鍛鍊融入日常生活中，成為人生的一部分。

本書第二部分將規劃一個為期十二週的健身和生活改造計劃，但我的作法不是唯一的做法，可依個人體況和喜好做調整。健身沒有對錯，也沒有萬無一失的運動計劃，最重要的是耐著性子持續下去，才會成功。

克服想中輟的衝動，最佳方法是找到你喜愛而且在那當下適合你的運動。重點不是如何動，而是「確實動起來」，腦內啡才會充滿你的腦，而你也會隨著每天的運動愈來愈好。

另一個重點是**給自己「有限度的選項」**，**並遵守二十秒法則：你選擇的運動，只需要花二十秒來準備**。一天當中任何時候，你決定要運動時，要事先想好當天要做什麼運動，準備好運動服，或把上健身房要用的東西裝進袋子裡，就可以避免臨陣脫逃。限縮選項，就不會陷入天人交戰。

接著，我要帶大家認識幾種運動，說明每一種運動的好處，以及為何某幾種運動在哀悼傷痛的過程中最有療癒作用。我們從簡單容易的開始，因為有時一個小小的改變，就能帶來大大的影響。

走路

走路是我最喜歡的活動之一。無論我在健身房做過哪些運動，我每天都會盡量帶狗散步至少兩英里，走路使我思緒清晰，讓內心感到充實，靈性更飽滿。我會盡量把電子產品放在家以享受寧靜，利用這段時間來追求個人成長，擁抱內在的聲音。以上對某些哀傷中的人，或許是很可怕的概念，**獨處可能是件難事，沉思並進入內心世界或許困難，但卻是健康和處理哀傷的關鍵**。光是走路走個十分、二十分鐘，而且最好是在大自然中，腦內的化學反應將隨之改變。

還記得我早先解釋的「哀傷腦」和「ＢＤＮＦ蛋白質」嗎？走路對哀傷腦有無比的功效，走路之後會經過一段時間的放鬆與愉悅，強烈的痛苦才會再回來，利用這時可以做重要的決定、處理文件，甚至向親朋好友微笑。

腦部和身體都喜歡走路，根據我的經驗，心也喜歡走路。多年來鍛鍊和健身，走路不再只是為了身材，而是達到情緒健康和身心靈平衡不可或缺的好方法。從走路做起不但最容易，也最快看到成效，不須特別的器材，也不用花大錢加入健身俱樂部，只要走出大門向前走。

如果你以前從不運動，請先從短距離開始。一開始以短距離為目標，讓走路成為一件簡單的事，想要不走都難。告訴自己，第一天只走十分鐘，最好是到外頭走（我將會解釋大自然很重要的幾個理由）。誰都有十分鐘可以用來走路，從這小小的目標開始，朝著成功的路途邁進，當你到戶外走十分鐘後不想停止，你可以繼續走。走遠一點當然不是壞事，至少在那整整十分鐘全心投入。

每天多增加一分鐘走路也好，特別注意走路前、走路當中和走路後的感覺，**走路的時候專注在深呼吸上，如果可能，建議連手機也留在家裡，切斷生活中的噪音和雜物。享受新鮮空氣，盡可能吸進最多乾淨的空氣**。持續這種模式，會發現自己在白天會愈來愈有力量。當你對走路的美好感覺欲罷不能，就不要停，朝著更新、更強的運動前進，例如跑步。

跑步、慢跑

跑步是我落失後第一年偏好的治療型態，那年我需要跑，因為腦內啡使我有種想停都停不了的感覺。跑步就像走路，象徵一個人活著，你看著前方不斷前進，世界被拋在腦後。我相信跑步是克服哀傷最有威力的方法之一。

跑步會誘使大量腦內啡流向腦部，因為跑步有可能很激烈，可以讓你更快速感覺腦內啡產生強大的正向效果，也就是所謂「跑者的愉悅」。而這種令人難以抗拒的好處，與提振心情和增加幸福感有強烈關聯。

跑步前需要準備動作。請永遠記住「漸進」的重要，一旦跑步或慢跑成為習慣，你可能再也不想停止。這是一種狂喜的感覺，壓抑許久而需要宣洩的淚水會一發不可收拾，跑步會把它一股腦全帶出來。我還記得米契過世後，我為了參加聖地牙哥馬拉松賽而練跑，多少次我在長距離跑步中淚崩，這是因為身體被各種情緒充滿，從痛苦、憤怒到無法控制的沮喪，最後是驕傲。我不斷往前跑，在一手爛牌之下存活下來，內心充滿心滿意足的喜悅。上天待我不公，但我不被打倒。

當跑步對你來說已經駕輕就熟，就可以提高強度，開始全速衝刺。全速衝刺需要訓練，但是當你一開始訓練，就會使跑步的療效提高十倍。你把一切拋在路上，體驗一種身體與心靈力量的獨特連結，當你跑步那麼賣力、快速時，你會開始相信「沒有什麼能讓我停止」。

如果想朝向短距離衝刺努力，我強烈建議你採取漸進的訓練方式，有個起步的好方法是：先衝刺三十至四十五秒，之後走三十至四十五秒，讓身體得以復原。重複這樣的節奏十至二十次，藉由每次練習提升強度。這種間歇訓練叫「高強度間歇訓練」（high-intensity interval training，簡稱ＨＩＩＴ），對身體舒暢特別有幫助，也是促使神經元（新的腦神經元）生成的主要原因。

游泳

游泳可能使你產生一陣寧靜感，這是水的流動以及失重和靜止所特有的效果。人體大部分是由水構成的，水在事實上和象徵意義上，都是生命的泉源，被水的力量包圍往往能帶來神奇的效果，**心理學家早已確認游泳具備冥想和療癒的**

特質，就連泳池的水聲或河水流動的聲音，都可能對身體產生可以預見的效果，游泳時腦波形狀的改變，和冥想或放鬆時很類似。游泳使我們強烈意識自己的身體，很多人說讓他們想起在子宮或演進過程中的過去。

游泳的另一個好處是對身體很溫和，如果有關節問題、背部的問題、行動受限或過多的脂肪，走路或跑步的運動方式可能有困難，游泳是有效的替代方案，你可以從「在水中走路」開始，也可以加入「輕量游泳」和「水中抗力運動」，能在地上做的任何事，都可以在水中做，只是多了抗力，如此一來，不僅身體和情緒獲得陸上運動的相同好處，又能省去傳統訓練對身體的耗損。還在掙扎而不開始運動的人，游泳不僅是動動身體的好方法，又能讓你享受到更多的運動樂趣。

如果找得到適合的地方游泳，游泳會是對身心靈極為有益且四季皆宜的運動，**養成游泳的習慣能使心臟正常運作，改善肺功能，替身體減壓，幫助維持健康體重，你的耐力將獲得提升、強化肌肉、改善心血管健康**。由於游泳是全身性的運動，你無須擔心身體的哪個部分沒有動到，當你愈來愈強壯，就可以接受更具挑戰性的運動，像是用舉重帶來的解放，取代在水中的失重感。

剛開始游泳，可以嘗試如「蛙式」或「仰式」之類輕鬆簡單的游法，並且逐漸增加每次游泳的圈數，先從來回一圈開始，休息一下讓心跳恢復正常，接著再游一圈。每次游泳就增加一點距離，當你覺得身體愈來愈適應游泳，可以先做五分鐘暖身，試著中途不要停，延長泳距。接著，試著每游六圈就休息二十至三十秒，而後逐漸增加每次游泳的圈數。

附帶一提，你可能會發現仰泳特別好，因為耳朵淹沒在水中，能感受到被寂靜包圍所帶來的更多寧靜感。

抗力訓練

隨著你逐漸度過哀傷，可能會需要改變運動的種類。在哀傷和鍛鍊期前幾個月適合你的運動，到了後期可能就不再適合，過去的救贖可能變成例行公事，這時你必須對例行運動做些調整。人生也是如此，每個人都在不斷改變，切合當下的需求會隨著不同階段、情緒和目前的生活狀況而變。

你在哀悼傷痛過程中的某個階段，抗力訓練可能帶來極大的成就感，並且改變人生。身為健身教練，我相信抗力訓練是改變身體最有效的方法之一，能提高骨密度，降低骨質疏鬆症的風險、對抗憂鬱、降低糖尿病的風險、增進心臟健康、幫助整體平衡，使內心堅強，同時能增加肌群也提高代謝力而燃燒更多脂肪，即使在休息的時候也不例外。隨著脂肪減少與肌肉增加，或許體重不會大幅改變，但因為身體開始以最高的效率運轉，因此將更強壯、更苗條也更敏捷。

顯然，幾乎所有的運動我都說得出對健康的好處，但根據我的經驗，抗力訓練在哀悼傷痛的過程中佔有顯著的位置，在哀傷的過程中，我們會屢屢憤怒難平，每個人都曾經問過：「為什麼是我？」、「為什麼是他們？」我憤怒的次數早已超過我所願意承認的數字，即使多年後，我還是感到一陣陣憤怒。

當憤怒變得很劇烈，覺得必須打什麼東西出氣或放聲大叫時，抗力訓練提供安全又有益健康的出口。當你用力推，抗拒重量時，可以利用自己的痛苦來恢復身心靈的平衡。憤怒一定會來，它是過程中無可避免的一部分，既然如此何不面對它，同時又能獲得內在和外在的力量？你甚至可能因為對抗力訓練上癮且獲得樂趣。以前我總是不喜歡舉重，因為我想保持骨感，但後來我發現舉重跟骨架大小無關，而強壯永遠戰勝骨感！

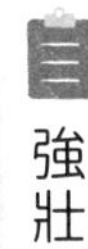

強壯而不笨重

我想駁斥女性「抗力訓練會讓人笨重」的錯誤觀念，這是個老掉牙的迷思，沒有事實根據。其實增加肌肉是個費力費時的過程，女性的身體裡不具備大量睪固酮，這是成為「大隻」所需的元素，而當**舉重亦即抗力訓練配合正確的飲食，最終會使體格變得比較纖細**。肌肉緻密緊實，會製造出修長的線條，因此，當你開始舉重時，也會變得更修長、更纖細。所以不要害怕，為完美的身體和釋放壓力舉起重量吧。

踢拳、拳擊

為什麼要從事踢拳或拳擊？因為有時你就是會想用力不斷捶打某個東西。前面提過，哀傷之中確實有憤怒的成分，而你需要正向的出口。不要假裝它不存在，要想想身體和情緒如何從憤怒中獲益。前面提到**關於舉重的一切，也都**

適用踢拳和拳擊，這種運動讓你把憤怒轉移到正向，靠身體來克服內心的痛苦。你甚至會在重擊沙包的時候大叫或嘶喊，沒有關係，你是在釋放身體需要消化的能量，在此過程中你也會變得更強壯，更何況踢拳像跑步一樣，屬於高強度的心肺運動，能提供身心大量淨化的腦內啡。

踢拳和拳擊對建立自信很有效，也是正向的應對機制。踢拳是以傳統武術為基礎，讓人具備武士的心和靈，有助改善決策能力，平復焦慮。哀傷的時候，除了失去伴侶必然的恐懼以外，也會產生各種恐懼，像是擔心新的生活，以及獨自要面對的種種重大問題。從事踢拳運動時，心靈和自信會隨著每次練習而增長，因此能幫助你面對甚至克服恐懼。

箱型呼吸

踢拳幫你學會正確的呼吸技巧，這點很重要，因為在高壓力的時候，我們往往忘記要深呼吸，呼吸會變得不規律，這對身體並不好，往往造成更多的焦慮或壓力。當你懂得調節呼吸，就能改善整體的健康狀態。

「箱型呼吸」是我最喜歡的呼吸技術之一，閉上雙眼，想像一個盒子，想像你的手指碰觸箱子的左下角，吸氣四秒鐘，同時在心裡想著手指越過箱子的底部邊緣，來到右下角。屏住呼吸四秒鐘，想像手指沿著箱子的右側往上移動，到了箱子的右上角，緩緩呼氣四秒，這時移動手指來到左上角。當你的意念回到最初的起點左下角時，再次屏住呼吸四秒鐘。

箱型呼吸需要靜下心來練習，對平復神經和調整呼吸極度有效。

踢拳和拳擊健身房，在全世界如雨後春筍般出現，許多健身房提供免費體驗，可以評估後才加入，最好尋找一個擁有志同道合者，或是年齡相仿、性別或運動強度有共通屬性的健身房。此外，要找一位知識豐富的教練，這點也非常重要，這位教練不僅要了解身體力學，而且會用適合的方式激勵你。嚴厲要求對某些人有效，但有些人適合溫和的鼓勵，當一位好的教練使你感到自在時，除了能提高運動健身的效果，或許還可以激勵自己跨足其他種類的團體運動。

森巴舞

森巴是一種團體運動，包含舞步和快節拍的音樂，我本身並不太常跳森巴舞，但我知道有許多人喜愛這種訓練。**跳森巴舞使人動作靈活，提高腦內啡，又有好聽的音樂提振情緒**。森巴的另一個好處是不需要思考下一步，老師會幫你規劃好，你只要去上課參與，就可以在課堂上享受樂趣，對於喜愛跳舞，喜歡有趣事物的人來說，森巴舞是跑步或舉重等傳統運動外，另一個絕佳的替代方案。

森巴舞對剛開始運動的人來說，也是一個很棒的運動，因為運動量可以隨能力調整，舞步跳錯時同學們嘻嘻哈哈，使你暫時忘卻最深的痛苦。森巴把樂趣帶回健身鍛鍊，透過全身的運動讓大多數參與者盡情燃燒熱量，它會讓你一開始就迷上鍛鍊，對許多人來說，這是用錢買不到的好處。

森巴舞提供我最常提到克服哀傷的工具：**你可以認識一群志同道合的朋友，被快樂且正向的人包圍，再加上這是全身性的運動，能改善平衡和協調感，又能給予心血管最佳的刺激**。森巴提供陷入哀傷的人從生命困頓時刻逃脫之所需。如果你有社交焦慮，或是還沒準備好去上團體課，可以上網瀏覽或購買森巴的教學影帶，讓自己在充滿安全感的自家中學習。

瑜伽

瑜伽在我經歷落失的第四年左右，扮演重要的角色，在此之前，我覺得我必須做激烈的運動，心情才會好些，隨著時間過去，我也有所成長和改變，需要更有彈性，於是參加熱瑜伽課，以擴大健身鍛鍊的範圍。我喜歡教室裡的熱、動作的流動和瑜伽幫我進入的禪定狀態，那是我在經歷落失後所需要的，而我所得到的，已不光是一開始加入這課程的理由而已。

瑜伽幫助我反省，轉向內在，進入寂靜的狀態。一開始我很難進入寂靜，因為我不想轉向內在，聽自己的思緒。但隨著我的成長，我知道自己需要多聽內心的聲音，玩味它試圖告訴我的。如果我們永遠無法達到寂靜，就無法在人生各時期聽見我們最需要的自我訊息，瑜伽能有效使你展開自我反省和個人成長的過程。

瑜伽一樣有益於身心靈，許多人能體會到它復原的力量，但可能沒有注意到瑜伽屬難度較高的運動。瑜伽並不容易，它是強化核心肌群的運動，充滿挑戰且經常讓人感到挫折。**瑜伽能使人強壯並增加肌肉群，同時改善整體健康，對糾正身體的姿勢也極有幫助，且可保護脊椎，預防軟骨和關節損傷。**

瑜伽一如舉重能強化骨骼，也算是承重的運動，差別在是利用自己身體來承受自己的重量，所以比較不會對關節和肌腱造成負擔。瑜伽也能提高血液流量而幫助循環特別是手腳，大量提高血紅素和紅血球細胞的傳遞，這兩者會攜帶氧氣到身體組織，因而增加身體各部位細胞的含氧量，讓細胞運作的更良好。我可以繼續細數瑜伽的好處，像是調節腎上腺素、降低血壓乃至提高免疫等。總之，瑜伽是你可以從事的最佳運動之一。

基於瑜伽的修復力和使人沉靜的特質，或許在你哀悼傷痛的初期會需要它。由於瑜伽是古老的鍛鍊方式，加上有上千種練習可以選擇，我會建議你多看多聽，直到找到適合的練習再正式加入。以下是幾種比較常見的瑜伽類型：

- **哈達瑜伽：**這是不錯的起步。哈達瑜伽通常著重緩慢拉伸和呼吸，目的是教導瑜伽技術，學會保持身體的正確姿勢。
- **昆達里尼：**這是非常古老的瑜伽，西方直到近期才開始練習，特點是快速、重複練習一連串體式，是強度較高的瑜伽，被認為屬於心靈和精神層面的鍛鍊。

- **阿斯坦加：**結構完整的進階瑜伽，由六個不同的順序構成。每個順序有不同特點，專注在身體的特定部位。七十五個體式可能要花一個半至兩小時完成，重點擺在排毒、力度、柔軟度和耐力。
- **熱瑜伽：**這是我個人的偏好，教室會加熱至大約華氏九十五至一百度，濕度約百分之四十。通常熱瑜伽是把每個體式用流暢的方式連接起來，溫度能提高身體的柔軟度，放鬆肌肉。你會流汗，而且整堂課都覺得暖呼呼。
- **畢克藍瑜伽：**九十分鐘內練習二十六個體式，經常是在高溫的教室中進行，但有例外。
- **修復瑜伽：**對處在壓力下的人可能特別有益，因為修復瑜伽的重點是放鬆，練習的強度較低。經常使用枕頭、靠枕甚至是薰衣草香的眼枕等輔具來幫助放鬆。修復瑜伽的寧靜特質，能有效替腦部充電。

皮拉提斯

皮拉提斯是由約瑟夫・皮拉提斯（Joseph Pilates）創造，做為第一次世界大戰的退役軍人的復健計劃。**這種調節身體的運動是以身心融合為基礎，最終的結果是改善姿勢、提高柔軟度和力量，並藉由改善身體外觀、行動表現和自我感覺等方面，使人變得更好**。約瑟夫・皮拉提斯相信身心連結的力量，於是發展出精確動作，強調正確的體態以及控制自己的整個身體。皮拉提斯有六大原理和哲學基礎，將覺察放在聚中、專注、控制、準確、呼吸和流動。

皮拉提斯一如其他運動對健康極有助益，並且和瑜伽一樣強調心靈，另一個好處是能激發強壯的背部和核心，許多背部、臀部和膝蓋問題的元兇，往往是背部和核心不夠強壯，也是我在學員身上經常看到的問題區域。皮拉提斯是溫和的運動，有助延年益壽，此外在練習期間和一整天當中專注在身體姿勢上，能提高身體的覺察力，從而改變習慣，舒緩輕微的疼痛，甚至預防以後身體正位出問題。

如果你喜歡瑜伽，皮拉提斯會是很棒的選擇，如果無法承受舉重或跑步的強度，皮拉提斯也是增加肌肉的絕佳方法。至於練習的時機和個別的需求，會因人而大有不同，任何運動都是如此，某人可能覺得皮拉提斯對剛開始經歷哀傷的時期有用，另一個人則可能要晚一點才靜得下來並且自我省思，唯有你知道什麼最適合你。敞開心胸，嘗試所有的運動，找到屬於你人生各階段適合的運動。

團練和社團

我高度贊成團體鍛鍊，將自己置身在高度凝聚的社群中。成為健康的健身鍛鍊社群之一員，使我脫離落失的立即痛苦，所以我會建議**無論決定做什麼運動，務必置身在一群積極正向的人之中，確定你參與的社群能鼓勵你，幫助你成長，促使你前進**。如果你參與的社群能夠擁有積極正向、活動和流汗的力量，你將會有長足的進步，改善現在的生活。

我當時曾經見過上千個哀傷支持團體，很多團體都美好、提振人心，讓成員有機會跟了解痛苦的人分享，有些團體把焦點放在痛苦和憤怒上，但只是要你不斷抱怨已經無法改變的事。的確，**你有權感受痛苦和憤怒，但要小心別讓自己被一群拒絕看見希望和美好的人包圍**。你的人生將永遠改變，但不表示不能是美好的。讓自己周遭的人，激勵你的內在戰鬥力並提供你能量，創造嶄新美好的人生。

無論你決定如何安排日常鍛鍊的程序，加入積極正向的社群將幫助你為自己負責，結交志同道合的朋友，在困難的時期鼓勵你持續不輟。當你想半途而廢或是當你受挫時，社群的人會充滿愛地大聲鼓勵，提醒你到目前為止的成果，激勵你繼續下去。正向的團體千金難換，找到對的團體時，你會知道，因為這些人將永遠成為你生命的一部分。

陽光、維生素D、接地氣

我們即將開始學習祖先靠直覺就會的事，因為我們生活在充滿電的地球，我們是生物電子人。「接地氣」是古老的概念，但直到最近才獲得心理學和神經學的注意。身體——心臟和神經系統——運作時會放出電力，因此人很需要和導電的土地連結。新興科學揭露，**身體透過接觸土地能接收能量，這是大自然的禮物，注入的能量對身體有強大的效果，能重組並穩定主**

宰內臟的生物電子電路系統。約瑟夫．梅爾柯拉（Joseph Mercola）博士是擁護個人健康選擇的領導人物，他寫到：「大地攜帶大量的負電荷，永遠充滿電子，具備大量威力強大的抗氧化物，以及抗自由基的電子。人體經過微調與大地協調後，能更加健康，因為在身體和大地之間，不斷有能量的流動。「雙腳踩在地上，透過腳心吸收大量負電荷，效果足以讓身體保持跟大地一樣，具備充滿負電子的潛在能力。」**據說接地氣有助提升自癒力、降低疼痛和緩和發炎，甚至改善睡眠並感受寧靜**。當你在戶外時，配合淨化深呼吸，或許明天的你會有煥然一新的感覺。

走到戶外的另一項好處，是皮膚能吸收人體非常需要的維生素D。過去三十多年來一直認為曬太陽對皮膚不好，但是飲食營養學家梅根．威爾（Megan Ware）表示：「攝取充足的維生素D，對調節鈣和磷的吸收非常重要，維持骨骼和牙齒健康，對預防癌症、第一型糖尿病和多發性硬化症等疾病都有幫助。」

適度的曬太陽，也能幫助身體產生血清素，這是減輕憂鬱的重要化學物質。不只如此，醫生和心理醫師建議每天曝曬二十分鐘。人們一直將曬太陽和癌症連結，但缺乏陽光也可能提高罹患某幾種癌症的風險，我認為曬太陽依然是個具爭議性的話題，因此，我建議大家諮詢自己的醫師，最重要的是，做對身體和健康對的事。作為過來人，我認為走到大自然讓陽光溫暖我的皮膚，特別具有療癒的效果，大自然給予我們希望和光，在人生最黑暗的時期，希望和光提供美好的生機。

遠足，走進大自然

小時候父親總會帶我去遠足，我跟其他小孩一樣，對走到戶外經常抱怨連連。隨著年紀增長，我開始享受和父親在沉靜的美景中獨處的時光，我們遠足的時候，父親會叫我靜靜傾聽自然，因為大自然有很多話要告訴我。當我們來到目的地時，他會停下來對我說：「蜜雪，好好看看周遭，當妳前往人煙罕至的小徑時，會看到大部分的人在生活中永遠沒有機會看到的，迷失在大自然中，有時反而能找到自己。」這些話影響我直到現在。毫無疑問，到大自然遠足對身體和心靈的好處，是其他事物所無法提供的。

遠足顯然有益健康，能夠呼吸到新鮮空氣，吸收維生素D，你活動身子，運動肌肉，放空腦子。我早就知道遠足有修復的力量，科學則是證實這一點。近期一份國家科學院（National Academy of Sciences）的研究表示：「置身大自然能降低芻思（腦內不斷反芻不愉快的記憶，重複聚焦在負面思惟上）和膝下前額皮質區的活動。」他們發現，目前有百分之五十以上的人住在市區，到二〇五〇年之前會高達百分之七十，市區的範圍逐漸擴大，精神疾病的指數也逐漸增加。

國家科學院進行一項實驗，調查身在大自然中是否會影響「芻思」，這是已知精神疾病的風險因子。他們請幾位研究的參與者在大自然中走九十分鐘，結果發生芻思的情況較少，也顯示大腦中與精神疾病相關的區域神經活動降低。以上結果和那些在市區行走的參與者相比，後者沒有相同的正向結果。研究的結論是：自然環境極為可能是精神健康的關鍵。

遠足跟其他運動一樣，「不躁進」是安全和長久的關鍵，請買一雙品質良好，適合你要去的地方的登山鞋或登山靴，好的戶外運動用品店應該能幫你找到適合的尺寸，以及符合個人需求的樣式。

其他的鍛鍊方式

我可以多花幾章篇幅，來介紹其他克服哀傷的運動，像是打網球、潛水、防身術、團隊球賽等等，但我希望本章提供的選項，將幫助你展開運動健身的旅程。無論你做什麼，一定要確定自己喜歡，而且一定要成為日常生活的一部分，記住，健身鍛鍊不光是練身體，也會讓人生更美好。

無論你決定嘗試哪一項書中建議的運動，請隨哀傷的歷程調整健身鍛鍊的方式。今天適合你，給予你力量，為內在燃起希望的運動，或許不會一直是如此。有一天你可能需要靠跑步大量湧現的強大腦內啡，又或許某一天，你可能需要瑜伽或游泳的平和寧靜，再不然是透過舉重和踢拳釋放憤怒。

傾聽你的直覺，它會告訴你接下來做什麼。擴大你的視野，嘗試新事物，放手一搏，大膽、勇敢，隨時準備跳脫窠臼。哀傷能改變你的個性並使你成長，你選擇的運動也會隨需求而不同。我要提醒你本章一開始所說的話：「無論你做什麼，不要半途而廢。」持續不斷，下定決心透過積極正向的選擇幫助你自己。

你願意讀到這裡，願意敞開心胸透過健身鍛鍊繼續人生，這點令我驕傲。**無論你是誰，每個人都會面臨困境，但會有一股力量帶我們回歸正常生活，給予我們力量走下去。**這並不容易，但如果你保持在正軌上，從中發現一貫性，從事能帶來啟發的運動，你將立即有不同的感覺。

Chapter 04 營養：最具能量的十五種療傷食物

多吃而不是少吃　真食物讓你煥然一新

我常開玩笑說，哪天我要寫一本書，是關於守寡的瘋狂面，書名要叫做《別給寡婦吃義大利千層麵》。大家都熟悉「療傷食物」的概念，不光是經歷巨大哀傷的人。我們也都曾經開冰箱尋找愛、接納、幸福和平靜。

當你經歷落失，朋友往往會不約而同帶各種療傷食物給你。你會被餅乾、麵包、義大利麵和甜滋滋的糕餅淹沒，不絕於途的食物補給，出自大家想幫助你的善心，殊不知外面買來的食物看起來誘人，卻只是佔空間的東西罷了。除了暴食對身體是一大殘害，另一方面，哀傷中的許多人可能根本不會去吃，到頭來不斷送來的食物往往被扔進垃圾桶，或進了親朋好友的肚子裡，包括孩子在內。

一般人以為的「療傷系食物」多半不夠營養，且往往造成惡性循環，想尋找幸福和愛的感覺，在這裡頭完全找錯對象。食物不能取代落失感，無法填補空虛、給你愛，也不能鼓勵你前進，但食物對人類確實有強大的支配力，主宰我們的身體、心情和自我價值感。食物既能療癒也能毀滅我們，能使我們暫時滿足和快樂，覺得自己意志力堅強，但過量的依賴食物，或攝取不當的食物，最終仍會令我們感到脆弱或憤怒。食物和快樂、愛與成就感相關，因此讓我們有安全感。

當死亡將我們和重要的人分開，我們會特別渴求失去的安全感，靈魂中失去的那個部分。而當我們找不到時，經常會轉而以食物來填補空洞。我也希望事情有那麼容易。我希望食物在某些小地方能取代落失的親人，但是用食物來自我麻痺，只會讓傷痛更深，並且漸漸失去自信和自我價值。

在你經歷哀傷的過程中，務必記住食物無所謂好壞。你能夠、也應該享受食物，但絕不要再讓食物主宰你的心和理性。食物不能撫慰、修補或矯正你的情緒，但確實能使你飽足，給你力量，調節你的精力。

食物不是獎賞，運動不是懲罰

從文化的角度，我們從小就被教育做了好事用食物來獎賞，食物也因此成為快樂的關鍵，運動賽事後父母帶我們去吃披薩，當我們通過考試，或考試得高分，父母就帶我們出去吃大餐。類似的事已經成為根深蒂固的觀念，每到夏天就是去一個接著一個的市集，那裡有賣蛋糕、棉花糖和冰淇淋，放假就有吃不完的食物。從小我們的快樂就和食物密不可分，但是等到年紀漸長，才納悶著為什麼自己會陷入食物上癮而無法自拔。

食物不是快樂，單純只是身體的養分，而成功度過哀悼傷痛的過程，關鍵於：「健身鍛鍊是獎賞，不是懲罰。」在我成為「健美的寡婦」時，上面這句話完全改變了我。健身是屬於我自己的時間，我珍惜每一分鐘。我健身是為了放鬆，自我鍛鍊，讓生活各方面更好。我們總會無意識相信：吃下「不好的食物」就必須運動，並且連續一、兩小時做我們害怕的心肺運動來懲罰自己，我們也被告知運動是為了保持身材苗條跟長壽而做的事。

我要說明的是：你無法用運動來彌補你選擇的食物，身體的胖瘦以及健康狀況，多半已由你的食物決定，就這麼簡單。別再回過頭用運動來「懲罰」自己的食物選擇，因為對所有的人來說，運動其實是很棒的禮物，運動使人更有活力，能處理痛苦，並且使內心堅強。運動的重點不是讓身體苗條，而是讓生命更豐碩。

想一想，健身讓生命更豐碩。只要你願意，運動能改變整個人生，運動就是這麼厲害，你將永遠記住它是你此生給予自己的禮物。當你讓健身進入生命，就有機會享受世界的深度和廣度，就有機會以更好的狀態活著。

哀傷飲食：吃有益情緒的食物

很多陷入哀傷的人，在事情發生後體重直線竄升，到處都是療傷食物，在尋找寧靜之際，一袋袋的洋芋片或零食被誤當成特效藥，你可能會無意識吃東西，以為在撫慰自我，卻不了解當你吃下這些療傷食物，反而使自己更加缺乏營養。

你是否曾經吃完一整包洋芋片，反而覺得更餓，想再來一包？製造洋芋片的業者沒說錯，你真的「不能只吃一包」，因為細胞渴望的是真正的營養，而這些食品卻只有化學物質和防腐劑，迫使身體主動渴求真實的營養，使你越吃越多。

雖然很多人用食物來麻痺痛苦，但也有人毫無胃口，忘記自己脆弱的身體，正在拚命渴求營養素以度過最艱困的日子。米契過世後的第一個月，我的體重大減了五十多磅，有人稱之為「寡婦的減重」，但我保證你不會想嘗試。我還記得家人每天早上給我一顆雞蛋，拜託我吃下去，我通常吃了一兩口就把它推開。食物失去所有魅力，它給不了我當時最在意的東西。

好幾個月以來，好幾磅的食物被送進我家，我勉強打起精神餵飽孩子，但我自己幾乎沒吃進任何東西，我的體重直落，以致許多身邊的人擔心我的健康狀況。我並不在乎，而減重也不是我的動機。

先夫是個愛吃的人，喜歡親自下廚宴請親朋好友，他過世後我不再享受美食帶來的單純愉悅，我沒有想到，我的身心依然需要食物提供的維生素和礦物質，我就是沒有食慾。我跟許多過食的人一樣，把「食物」和「愛」畫上等號，只是我沒有奔向食物，而是以最快的速度遠離。吃太多和吃太少，都會使哀傷中的人嚴重營養不良，對極度需要高品質和全食物的身體同樣不利。

哀傷的時候，吃很重要，而且要吃的好。我想藉由本章剩餘的篇幅來溫習食物的知識，讓大家明白食物對健康和身心抗壓能力的重要性。當飲食不夠理想，整個人也會呈現不夠理想的狀態，吃大量含糖食物，可能會變得懶散疲倦，吃進一大堆麵包糕點，可能會沮喪疼痛。我無法斷言食物對你的影響有多大，畢竟每個人身體狀況和消化吸收的能力都不同，但我敢打包票，選擇更好的食物，就更有能力面對未來辛苦的日子，或許也可以少跟疲憊和失眠奮戰。食物在許多方面能提供助力，只要攝取正確的營養，就能面對大部分艱困的時刻。

你在嚴峻的時期該如何為自己添加養分？我對你的建議，跟我給其他學員的營養建議差不多，要點如下：

① **確保在這段期間攝取足夠的食物：**因為你需要熱量給你力量，特別是當運動也是生活的一部分時候。

② **專注在吃「真食物」：**你一定會想「所有的食物不都是真食物嗎？」不是的，不是所有的食物都是真食物。跳過各大超市販賣的加工食品，請專注在那些直接來自土地、海洋或空中的食物。這麼想好了，如果這個東西能夠從地上長出來、行走在陸地上，在海裡游或在空中飛，它就是處在最自然的狀態，就是真食物。**新鮮蔬果、瘦肉、堅**

果、豆子等全都是真食物，到大型超市走一走就找得到。**各種顏色的蔬果都要買，而且用最少的程度烹煮蔬菜**。

③ **讓心情好的營養素：**有些食物特別有益情緒，使漫長的哀傷變得稍稍可以忍受。下一段將說明這些食物所含的營養素，採買食物時就以這些食物為主，你會發現食物具備簡單卻奇蹟般的療癒力。

抗氧化劑

壓力是哀悼傷痛的主要部分，我們在通過生活的層層挑戰或失去親人時，幾乎都會感到排山倒海而來的壓力，攝取富含抗氧化物的食物能減少自由基的災害，而自由基往往是由壓力引起。抗氧化物能預防細胞損傷，後者是常見的致癌因子，也往往造成老化等疾病。

多攝取富含抗氧化物的各種食物，使身體更有能力處理壓力。食物一如健身鍛鍊，不是用來「解決」哀傷，將真食物和運動療癒練習的其他各方面結合，能幫助你慢慢朝向更堅強的情緒狀態前進。

含胡蘿蔔素的食物：杏桃、綠花椰菜、奶油、哈密瓜、胡蘿蔔、羽衣甘藍、蛋黃、肝臟、牛奶、桃子、南瓜、菠菜、地瓜、番茄、山藥等等。

富含維生素C的食物：藍莓、綠花椰菜、甘藍菜、哈密瓜、柑橘類水果和果汁、葡萄柚、羽衣甘藍、奇異果、柳橙、椒類、菠菜、草莓、番茄等等。

含維生素E的食物：杏桃、魚油、營養強化穀片、堅果、種子類、植物油、全穀類（特別是小麥胚芽）等等。

碳水化合物

碳水化合物不外是糖、澱粉，以及穀物、水果和蔬菜中的纖維。**碳水化合物能使人寧靜，透過血清素來提振情緒**。儘管如此，務必慎選碳水化合物，避免攝取含有大量加工糖的食物，如烘焙食品、精製麵包和餅乾。幾乎所有的食物都含有碳水化合物，研究的結果正反不一，但正確的碳水化合物確實對某些族群有益，你必須監控並且懂得身體的反應。

多年來碳水化合物一直是飲食界中的惡人，但隨著時間的過去，我們了解到碳水化合物並非生來相同，對的碳水化合物不僅有益健康，也是腦部發揮正常功能和心智清晰所不可或缺的元素，兩者在面對哀傷的影響時是必須的支持。選擇有益健康的碳水化合物時，請把注意力放在「營養素」和「纖維質」的內容物上，纖維能減緩消化速度，幫助維生素吸收，使血液中的葡萄糖含量更平均，你通常可以在植物性的真食物中發現以上有益健康的優質碳水化合物，例如蔬果，甚至是某些最少加工的全穀類如燕麥、糙米、藜麥和全穀麵包等，也可以在豆類、扁豆、堅果和種子中攝取到。

單碳水化合物好嗎？

單純碳水化合物不盡然全都不好，有時反而有益健康，例如水果等高纖的碳水化合物，像是黑莓、桃子、藍莓、葡萄柚、草莓、葡萄、番茄、奇異果……都是很好的天然碳水化合物。然而也有很多碳水化合物會另外製作成精製加工食品，像是蛋糕、早餐穀片、白糖和紅糖、餅乾、糖漿……。**其中糖漿、糖果和軟性飲料中的糖，都會造成精力和情緒狀態的混亂，單純碳水化合物往往使人快速亢奮，之後愈來愈低落導致提不起精神，感到沮喪**。請小心挑選適合自己的單純碳水化合物，盡可能以新鮮、真食物為主，打造有益的健康飲食。

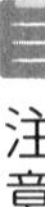

注意：先別一頭鑽進去

關於攝取真食物飲食，我有個警告，那就是飲食的改變要漸進。就好像健身鍛鍊，如果一下子改變太多，就可能無法持久，到頭來又會回到原貌。每天改變一點點，每一天、每個星期、每個月逐漸進步。接下來的幾章中，我會幫大家進入改變的過程，但我更希望看到你在短短幾個星期的生活中，有百分之八十是攝取真食物，而不是百分百。完美是不切實際的，重點是持之以恆，而不是設定無法持久的目標。

蛋白質

哀傷的身體往往欠缺蛋白質，也是身處艱困時，保持堅強所需要的營養素。胺基酸是蛋白質的主要組成份子，負責許多必要的健康功能。從細胞到新陳代謝乃至免疫系統，在在仰賴蛋白質。因此，務必確保身體攝取足夠蛋白質。

蛋白質不光是構成身體所需，也是維持與增長新的肌肉群所不可或缺的要素，每餐都攝取到蛋白質，能幫助食物在胃裡和在血液中停留久一點，防止血糖突然降低，此外，攝取蛋白質後能使你維持在有活力和警醒的狀態。

如果你不是素食者或純素者，就可以多吃點魚，因為某些魚特別是野生魚類，含有大量保護情緒的Omega-3脂肪酸，根據《今日心理學》（*Psychology Today*）報導：「研究發現，一週吃魚不到一次的人，相較吃魚較頻繁的人，前者罹患輕度至中度抑鬱的機率高於後者近三分之一。」蛋白質，**特別是含有Omega-3脂肪酸的蛋白質，在對抗哀傷造成的情緒波動非常有效**。

乳製品也是蛋白質的來源。尤其是某幾類原味希臘優格和全脂奶和乳酪，但我對乳製品比較小心謹慎，個人完全不碰。**盡量不要吃「低脂」或「零脂」的產**

品，因為這類產品經過化學物質改造，添加許多糖和防腐劑。健康的脂肪被去除，取而代之是具危險性的高含量加工添加物，目的只是給消費者健康的錯覺。吃全脂的乳製品會好很多。

豆科植物是另一種蛋白質的絕佳來源，且富含纖維能維持飽足感，有益消化系統的健康。乳製品（適量攝取）、雞蛋、魚類、瘦的紅肉（野牛肉）、豆科植物（豆莢、毛豆、扁豆、花生、碗豆）、堅果、禽類……都是很好的蛋白質。

葉酸和維生素 B_{12}

葉酸是維生素B群的一員，特別存在於綠色蔬菜、肝臟和腎臟中，是生育年齡的女性不可或缺的補給品，能預防神經管缺陷，許多抑鬱的人體內葉酸含量都偏低。研究學者艾列克・柯本（Alec Coppen）和克莉絲緹娜・波蘭德高艾略（Christina Bolander Gouaille）審閱有關重度憂鬱的相關研究後表示：「**憂鬱症患者其體內的葉酸和維生素 B_{12} 含量通常過低**，在針對一般大眾的研究中，也發現憂鬱和此兩種維生素含量過低有關。」**在壓力或哀傷期間，攝取葉酸和維生素B_{12}的食物，對精神健康會有幫助。**

好消息是，你無須特地去購買葉酸補給品，很多種食物中都含有大量的葉酸。蘆筍、扁豆、酪梨、肝臟、豆莢、綠芥末、甜菜根、碗豆、綠花椰菜、蘿蔓生菜、白花椰菜、菠菜、柑橘類水果、葵瓜子、羽衣甘藍等都是攝取葉酸的好食物。至於B_{12}，素食或純素者就得仰賴補給品，因為蔬食中的B_{12}含量甚少，營養強化的豆類產品和某些乳酪含有少量的B_{12}。牛肉、營養強化早餐穀片、雞蛋、肝臟、魚類（鯖魚、鮭魚、沙丁魚）、貝類等就是不錯的選擇。

優質脂肪

過去三十多年來，我們被洗腦以致相信脂肪對身體不好，其實並非如此。脂肪是必要的巨量營養素，也是想要維持良好的健康狀態要素之一，脂肪又被稱為脂質，構成身體每個細胞，且有益粒線體的健康，以維持強壯健康的腦。

戴夫・阿斯普萊（Dave Asprey）在《防彈腦力》（*Head Strong*）中以極大篇幅探討脂肪：「**飲食中多攝取有益健康的脂肪，有助降低全身的發炎反應，加速腦部能量的產生。吃愈多有益健康的脂肪，腦就會更有效率把脂肪轉換成能量。**」脂肪有很多很好的功能，包括調節荷爾蒙、保護內臟、幫助維生素吸收等，脂肪對頭髮和皮膚的好處更不在話下，更重要的是，所有處在哀傷中的人都不能缺少脂肪，不只能幫助我們感到飽足，甚至在攝取後有提振情緒的明顯效果。

適量攝取健康的脂肪並不會使你變胖，而是使你更舒暢，並且提高新陳代謝率，只是你要記住以「不飽和脂肪」為主，包括橄欖油、淨化奶油、菜籽油、魚油、堅果油、種子油、酪梨油等等。也要特別注意攝取所需的「omega-3脂肪酸」，這含在亞麻子油、鮭魚、奇亞子和胡桃中。

另外，也要適量攝取「飽和脂肪」，含在油炸食物以及許多動物類產品中，如牛肉、培根、香腸，以及乳酪和乳製甜點中的全脂乳製品。盡量避免「反式脂肪」，這是加工過的植物油，通常用在烘焙品和市售的油炸食物，如薯條。

一旦你明白每天攝取的營養素，對處在哀傷中的身體有多重要，就要注意飲食和感覺之間有直接的關聯，食物的選擇可不光是單純的口味或滿足，我要你喜愛並享受食物，吃進去的東西終究會決定你的感覺、體力和身材外貌，甚至影響你是否罹患頭痛等常見疾病，接下來進一步探索。

為運動療癒的廚房採買食物

本書附錄將提供建議的採購清單，幫助你朝向健康的真食物飲食邁進，另外還有簡單健康的食譜，採購清單並沒有涵蓋一切，不太可能列出所有該吃的食物。你的選擇還很多，包括愛吃的食物在內。此外，沒有完全需要忌口的食物，因為人類心理學說：「一旦我們告訴自己不能擁有一切，我們就會開始想要更多。」不過，至少要記住購物清單上的食物對你的身體比較好。

維他命補給品

我不會建議攝取哪些補給品，而是請你問問醫師或自然療法的醫師，你的身體需要哪些。你可能正在攝取一些沒有必要的補給品，卻沒有攝取身體欠缺的新鮮食物。自然療法的醫師可能會進行血液操作盤檢查，告訴你身體究竟缺乏了哪些營養素，缺乏某些營養素，確實會讓身體和情緒產生負面的影響。

疲勞：你需要更多蛋白質和維生素

許多時候疲勞是哀傷過程中的正常現象，沉浸在哀傷中的人缺乏休息，睡著成了件難事，但我們往往不知道或沒有想到的是，疲憊也可能是缺鐵造成的副作用，我們可能以為自己有吃一些很有益處的食物，如豆莢、穀物和蔬菜，但其中的鐵含量往往微不足道且難以吸收。

國家科學院估計，素食者只能吸收飲食中鐵含量的百分之十；一般人若能攝取一些瘦肉、禽肉或海鮮，能提供身體百分之十八的鐵需求量。動物蛋白質不僅有較多鐵，而且屬於原血紅素這種特殊的形式，身體的吸收會優於菠菜等植物的鐵。因此，如果你覺得疲倦，可以多吃一點動物蛋白質，以及富含維生素C的飲食，如柑橘類、瓜、莓果、深綠色蔬菜或者青紅椒，這些都有助鐵的吸收。

易怒：試著調整咖啡因、精製糖與酒精

易怒可能是哀傷的共同現象。缺乏營養和休息都會使你提不起勁，甚至感到憤怒。對有些人來說，改善易怒的方法之一是放棄「咖啡因」，根據德州農工大學的賴瑞・克里斯汀森（Larry Christensen）和拉斯・布羅斯（Ross Burrows）的研究，咖啡因具刺激性，可能使人容易發怒，特別是已經有憂鬱的跡象時。「精製蔗糖」對人體也有類似的負面影響，兩者加起來就不利心情和體力。

如果你認為這是你易怒的原因，設法兩個星期不攝取咖啡因和糖，感覺比較好後再開始攝取咖啡因，如果又發生易怒的症狀，那就考慮永久不攝取咖啡因

吧。我愛喝咖啡，所以我的大原則是在下午兩點以後不喝，這麼一來我還是能攝取咖啡因，但不讓它干擾我當天晚上的睡眠。處在哀傷的時期，要相信你有能力解讀自己的身體，只要關心自己的身體，就會過得更好。

同時「酒精」也可能導致易怒，因為酒精有人們所知抑制情緒的作用。我建議當你處在哀傷狀態時，放棄飲酒一段時間，在你學習如何前進的同時，也就不會養成藉酒消愁的習慣，或利用酒精來麻痺痛苦。

提高免疫的十五種好食物

哀傷帶來的壓力和無可避免的極度疲憊，常使免疫功能打折，使你失去對病毒和感冒的免疫力。雖然光靠食物無法保證不會生病，但至少正確的食物肯定能提高免疫力，給你機會反擊。以下是對壯大免疫系統最有幫助的十五種食物：

① **柑橘類水果：**葡萄柚、檸檬、萊姆、柑橘和橘子都富含維生素C。別

等到生病才開始攝取維生素C，確保每天攝取足量，使身體多產生白血球，可幫助對抗感染。

② **紅椒：**人們通常只想到柑橘類的水果含有維生素C，其實紅椒的維生素C是前者的兩倍，而且還多了胡蘿蔔素，這是力量強大的抗氧化劑，也能改善心情。

③ **綠花椰菜：**在各方面都是超級食物，有豐富的多種維生素如A、C、E，也有抗氧化物。請務必攝取綠花椰菜，打造健康的身心。

④ **大蒜：**每一餐添加大蒜，不僅能透過高含量的含硫化合物大蒜素來強化免疫系統，也有助降低血壓，減緩血管硬化。

⑤ **生薑：**生薑一如維生素C也能幫助抵禦感冒。此外，生薑被發現能降低慢性疼痛，且可能有助降低膽固醇。

⑥ **菠菜：**這種綠色葉菜有豐富的維生素C和胡蘿蔔素等抗氧化物，生吃能保留最多養分，稍微烹煮能釋放出維生素A，幫助視力、皮膚、骨骼，當然也包括免疫系統。

⑦ **優格：**優格中的活菌能調節免疫系統，提高身體的自癒力。此外，優

格提供額外的維生素D，對整體健康非常重要。

⑧ **大杏仁：**大杏仁有豐富的維生素E，這是免疫系統健康的關鍵要素，維生素E為脂溶性，需要脂肪才能被適當吸收，而堅果類是兩者兼具的理想食物。

⑨ **薑黃：**這種辛香料對健康有諸多好處，近來逐漸受歡迎，可以抗發炎，以及治療骨關節炎和類風濕性關節炎。此外，由於你從現在開始運動，薑黃據說也能幫助減緩運動導致的肌肉損傷。

⑩ **綠茶：**茶類含有豐富的抗氧化物黃酮類化合物，其中又以綠茶含量最多。同時綠茶也有高含量的兒茶素。此外，茶是胺基酸和茶氨酸很好的來源，幫助身體的T細胞產生對抗病菌的化合物。

⑪ **木瓜：**這是我最喜愛的水果之一，因為木瓜裡有大量的維生素C，光是一顆木瓜就能提供每日建議所需維生素C的百分之二十四，此外，木瓜有豐富的鉀，以及包括葉酸在內的維生素B群。

⑫ **奇異果：**奇異果營養豐富，有葉酸和鉀，也提供不少維生素K和C，另一個重要的好處，是可能有助預防呼吸器官的問題。

⑬ **禽類：**每個人身體不舒服的時候，都想來一碗好喝的雞湯，某些禽類的瘦肉被發現含有特別多的維生素B_6，有助紅血球的生成和多巴胺以及血清素的產生。

⑭ **葵瓜子：**葵瓜子中含有極多種類的營養素，包括磷、鎂、維生素B_6，也有不少維生素E，可作為抗氧化物並提高免疫力。

⑮ **貝類：**貝類有豐富的鋅，雖然鋅不如其他礦物質被關注，卻有助免疫系統的健康。螃蟹、蛤蠣、龍蝦和淡菜，能幫助你獲取所需的鋅。

第一次做「味蕾排毒」

過去幾年有許多關於糖的文章，糖非常容易使人上癮。八〇和九〇年代的「零脂風潮」和「盒裝食物革命」，使人們的糖攝取量（以各種形式）來到空前之高。我總是跟學員說糖是罪惡的根源，這句話或許有點誇張，但我們每年吃下去的糖，比起區區幾個世代以前的祖先，要多出好幾磅。

糖以各種形式出現，經常有不同的稱法，例如高果糖玉米糖漿和蔗糖。**糖永遠不會令你滿足，你總是吃了還想再吃，糖也會讓你覺得比較餓，長期下來使味蕾死亡，於是你永遠處在需要更多糖的狀態**。我通常會要求健身學員，三個星期左右完全不碰任何糖，以便替味蕾排毒，你也應該這麼做。

這或許很難，因為大家幾乎全都會經歷各種戒斷現象，像是頭痛、疲憊乃至類似流感的症狀，我敢打包票，你花的時間和努力是值得的。此外，也請你在這段期間不要碰酒、加工麵包等穀物，並且限制水果的攝取，至少是只吃升糖指數較低的水果，如莓果類，三個星期過後可以再開始吃水果。經過味蕾排毒之後，學員都對感受到的身體狀況驚訝萬分，也覺得食物變得好吃許多！

記住，糖並非全都一樣，一如你淨化生活，**你只要攝取來自水果、全穀類、生蜜和椰糖的糖**，我喜歡在咖啡裡放椰糖。任何時候都不要喝代糖和健怡汽水，真的糖比化學替代品要好太多了。

三餐都要吃

我們被教導早餐是一天最重要的一餐。請再次用自己的判斷力，了解平日的飲食和排泄狀況，以及情緒的調節。如果省略某一餐，可能會變得易怒甚至愛哭，有些人卻不曉得到底哪裡不對勁，最後才發現原來早已過了用餐時間，自己卻還沒吃東西。當你好好坐下來吃一頓飯，你的情緒會穩定，也不再容易發怒。

這種效應我女兒暱稱為「飢怒」（hangry），也就是飢餓和生氣的綜合體，身為青少女的母親，我敢說這是非常真實的現象，規律進食，早上起來第一件事就是吃飯，有助使血糖正常化，同時穩定情緒。若你發現早上並不餓，我建議你至少喝一杯蔬果汁，能包含對身體非常需要的維生素和礦物質。

「間歇性斷食」近來變得非常風行，特別是跟腦部成長的概念有關。了解自己的身體，大家不妨多探究不同的飲食方式讓你有什麼感覺。我對斷食很感興趣，但我的身體並不適合，我不用餐時往往會變胖，而且對我也似乎沒什麼淨化心靈的效果，每天少量多餐反而好很多。第二部分將探討如何開始進一步了解身體，才不會因為一時的流行而困惑無所適從。在此同時，可參閱運動療癒食譜和輕簡餐，並上入口網站搜尋我最喜歡的食譜。

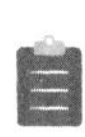

垃圾食物使憂鬱惡化

有件事我很確定，垃圾食物會使人憂鬱並且使憂鬱惡化，對創造正向人生和提供啟發毫無助益。

攝取含大量加工食品、化學物質、色素、糖和添加物的飲食，會提高各種健康問題的風險，且不光是身體，也包括大腦功能在內。相較飲食中含有大量蔬果和瘦肉的人，常吃垃圾食物的人比較憂鬱和焦慮。

現在就一起把整包零食放回去，把飲食和感覺做一連結，吃對的食物不光是攸關外表，也攸關你怎麼活著。從現在起，別再把健康飲食和健康生活想成是對自己設限，而是使人生無限。

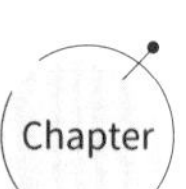

05 開始：十二週運動療癒練習

勇往直前開創新人生

萬事起頭難，很多人因此卻步，但這次我不希望你停止，因為你的健康對你無比重要。本書已經跟你說了我的故事，以及健康為何重要，你的故事、人生也很重要。我從我的觀點跟你說了哀傷的種種、他人的批判，以及繼續前進的重要，我也述說為什麼我堅信「健身」和「營養」是哀悼傷痛的過程中不可或缺的部分，以及這兩者如何帶你走上運動療癒之路。

現在，我想帶你完成我設計的十二週課程。把運動療癒想成終身輔導計劃，能增長你的知識，使你愛上運動，幫助你選擇有益健康的真食物飲食，並且提醒你，人生從此刻開始掌握在自己的手中，由你掌控。我堅信自由意志，你有力量塑造自己美好的未來，你或許無法控制在此之前的人生，但是你能控制往後的人生。這個課程將使你更堅強更有力量，通過未來必須帶著傷痕的日子。我無法保證這會是容易的事，但我已經親眼目睹：健康的選擇對上千名處在哀傷中的人來說有多重要，而我相信做出這些改變也能幫助你。

我涵蓋的主題和每週作業，應該能幫你改善你對健身的看法和你的生活，這兩件事並不互斥。你的生活和鍛鍊緊密連結，因此當你專注其一時，也會使另一個受益，健身使你更強壯，使你對你所做的事更得心應手，值得每天努力鍛鍊來保持。當你專注在自己的身心成長，即使是每天一點點時間，你都將更自在的生活、甚至還能協助他人，活得更圓滿。每週我們將聚焦在一個和哀傷相關的主題上，我將指導你如何處理常見的問題，探索健身的方法、訣竅和概念，以及有關營養的正確基本知識，可以把這些知識，應用在生活和最重要的人身上。

這些課程幫你以身作則，許多我所提出的「自我成長家庭作業」看似簡單，甚至像是常識，但我希望你記住：在經歷落失的時期，一切最好從基本做起。簡單的步驟，比較可能付諸行動，一天天應用，最終會帶給你驚奇的結果。也請你記住：知不等於行，希望在本課程按部就班的帶領下，能幫助你比較容易將知識化為實際行動。你不必一下子跳得高，但即使在地上爬，一年後你還是會發現自己脫胎換骨，對自己的成就讚嘆不已。給這個課程十二週，讓它把你的人生變得更好，我親眼目睹它對上千人有效，我知道對你也會是如此。

為何是十二週？

許久以來，我不太想讓健身學員參與限定幾個星期的課程，因為我認為這種短期課程太強調階段結果，而不重視長期成效。健身是一輩子的事，每一個過程都很重要，持續努力才會改變。但如果一開始就不設定期限，又十分容易使人心生放棄，因此我想了一個方法，幫大家更容易堅持下去。

這個方法就是鼓勵大家以八〇／二〇的原則保持下去，也就是如果你百分之八十的時間是吃的健康、經常鍛鍊，過著健美的人所該過的生活；百分之二十的時間你可以適度放縱自己；同時百分之一百的時間盡量不要強調結果。那麼，你多半會成功一輩子。記住，這是一場一輩子的馬拉松，不是短期衝刺。

當我以這樣的做法，開始讓學員進行為期幾週的計劃時，我發現他們比較能夠負荷。在大多數人面前搬出「永遠」這兩個字，會使他們有壓力，短期、一次一小步的做法，反而比較可能開始付諸行動，甚至持續。我希望一旦你開始這個課程，就只會想永遠持續下去。扔掉加工食品，讓運動進入生活，你會由內而外裡開始感受到身心給予你的能量和堅強！

有待克服的障礙

或許你已經在擔心沒時間、沒體力，或是不想改變和努力。或許你正在說服自己，花時間在自己身上是自私的行為，別人以及其他每件事應該優先才對。或許你正在想，因為你愛你的孩子，所以一時半刻都不可以離開他們。或者因為你已成為家中唯一的經濟來源，要把握每個可以賺錢的時刻。

我瞭解，我明白所有正在哀傷的人，白天很難找到自由的時間，他們通常體力不濟；因此，這套課程可能看似讓人卻步。我也明白罪惡感是哀傷的一大部分，你對活著感到罪惡，對偶而的快樂也感到罪惡，如果你暫時離開工作岡位、離開孩子、年邁的父母或任何加諸在你身上的責任，花一點點時間讓自己更好，更是會讓你罪惡不已。你的感覺是真實的，但你可以放下罪惡感，因為在這世界上最愛你的人會希望你很好，希望你快樂，並且用健康的方式療癒。他們絕不會要求你吞忍痛苦，忽視自己的需要。你也不該要求自己這麼做。

讓我換種方式說。想想某個在這世界上你最愛的人，或許是孩子、父親或母親，或者非常親近的朋友。你希望這個人照顧好自己的健康，呈現最佳狀態，過著美好的人生嗎？你是否在意他們的壽命，情緒健康以及身體的舒暢？當然會。因為你是如此愛他們，希望他們做所有對他們最好的事。愛你的人，對你也是這種看法。是時候記住這點了：**把自己放在第一位，才能在這些人身邊久一點**。

如果你承諾每天給我二十分鐘至一小時，我就承諾以你付出的時間的十倍奉還，你將更有生產力、更有效率，比以前更能幹。你將睡得更好，吃得更香，在生活中所有重要的各方面表現得更好。你將開始從忙不過來的生活中找到平衡，甚至一邊忙碌一邊面帶微笑，你變得愈好，你和生活中每個人的關係也會更好。總之，照顧好自己，再忙都能在一天當中創造出愛護自己的時間。

治療和諮商

世界上每個人都需要一位好的治療師。無論你正在奮力克服什麼，都需要說給一個願意傾聽，並且把你的感覺當一回事的人。好的治療師幫助你搞懂自己的情緒，使你把握機會提升心靈，好的治療師不會給你答案，而是讓你探索並且明白情緒傳達的訊息，好的治療師能針對焦慮、創傷後症候群和伴隨落失而來的各種痛苦提供協助，同時使你的感受漸趨正常。尋求治療不是弱者的象徵，相反地，唯有真正的強者才能面對自己的痛苦、恐懼和過去，邁向最美好的未來。

減脂，不是減重

運動療癒不同於許多健身和健康課程，未來十二週的重點不是讓你更纖細苗條，我總是告訴學員，我最不在意的就是大家的體重，只在意他們身上帶了多少多餘的脂肪。**使你不健康的不是體重，而是太多脂肪**。如果你把本書當作純粹的克服哀傷工具書，那麼減脂或許對你來說沒有任何意義，但如果你跟著課程走，就會明白解放脂肪伴隨著更大的解脫，那就是療癒和新生。

由於有些人也會想在療癒哀傷之際改善身體，如果我不在未來十二週之內觸碰減脂議題，就是我的失職。如果你選擇這個課程的目的，是變得更堅強、更健康同時減去重量，那我要提醒你，浴室的體重計派不上用場。把重點放在使人生更寬廣，而不是身體更纖細。

我相信我們可以從每個人和生命的每個狀況中學習，或是喚醒我們的內在，我也親身經歷過。我曾在健身房工作，每個星期一學員必須量完體重才離開，我看著強壯、美麗且幹練的女性只因為被要求量體重，而在浴室崩潰大哭。

很多女性才剛完成吃力的訓練，大夥兒都累癱了，她們可能又創了個人的新紀錄，跑得比以前快，完成第一次引體向上，或者第一次下定決心走進健身房，但她們的成就卻被一個體重數字完全磨滅，她們多半垂頭喪氣地離開，質疑自己的努力，以為體重代表自己。看見這群人把重點放在無關緊要的事情上令我心痛，她們沒有因為自己的成就而欣慰，反而把無關生命真正價值或意義的數字，當成自己的價值。

我希望你在未來十二週和接下來的生活中，記住浴室的體重計只不過是數字，對長遠的人生無足輕重。你因為經歷落失，一定明白體重不重要，它無法決定你的價值。

肌肉比脂肪重嗎？

當你開始攝取良好的真食物飲食，體重無可避免會下降，再加上舉重之類紮實的運動，肌肉將開始快速增加。有個大家共同的誤解，就是肌肉比脂肪重，我要好好澄清肌肉並不會比脂肪重。

一磅肌肉或一磅脂肪就是一磅，只不過肌肉的體積比脂肪小很多，密度更高且更比脂肪瘦，佔據的空間比較小，並且創造出較修長的線條。隨著你減去脂肪、增加肌肉，體重機或許紋風不動，但是當你在短短幾個星期內變得更強壯、更苗條，身心狀態也會有一百八十度的轉變。

健身和健康的目的，不是為了達到理想的完美身形，而是塑造優質的生活。把這本書想成你擴大視野的機會，使你更好、更有智慧、更與世界接軌、也比以前更充滿生命力。

另一點是，健身只處理哀傷的一部分，健身是很有用的工具，我希望你利用它，使你從內到外成為更好的自己，但是，我不希望利用它來逃脫或避免痛苦。自我麻痺可能以多種形式出現，健身也可能導致你不敢面對現實，任何好事做得太過頭都可能帶來反效果；因此，**你要把健身當成克服哀傷的工具，並且在運動之外也尋求他種治療的方式**。

我自己喜歡融入音樂、大自然、寫日記、冥想，當然還包括正確的諮商。有些人從繪畫、養動物、追求靈性成長以及閱讀中得到慰藉，採用何種治療，用什麼方式繼續人生，是你個人的選擇，但是把各種有益的治療做良好配置，能幫助你更積極地朝向希望和療癒邁進。

克服哀傷有無數種有益且健康的方法，但永遠要傾聽自己內在的聲音，記住生活中每個新的經驗都是成長的機會，使你能成為更新的自己。每個教訓，每次落失和痛苦，終將使你變得更好，只要你容許這些教訓推動你前進。

生命是一個接著一個教訓，有些心靈成長大師主張這不是教訓，而是「想起」或「喚起」我們早就知道的道理。無論觀點為何，新處境必定使你的世界觀更開闊，活得更優游自在。隨著智慧增長，你將開始能體會這些經驗，並且利用它們來豐富人生。

死亡是最終的學習或覺醒，當你失去某個從不曾想過會失去的人，如果有機會超越這種落失的經驗，你應該就已經為生命做好準備，隨時可以接受過去不曾想像能擁有的東西。

身為經歷落失近八年（撰寫本書之時）的女性，我保證你的生命將再次快樂幸福，但你必須願意讓幸福快樂找到你，你必須告訴世界，說你已經準備好重新生活。你必須試著去做。我對你的要求就只是十二週。你願意回應我嗎？如果你願意，代表你已經準備好跨出第一步。

接下來，你要做的看似無聊或怪異，卻是運動療癒過程中不可少的一部份。前面提過，體重和療程的成功與否毫無關係，比較重要的反倒是「非量化成就」（non-scale victory，簡稱ＮＳＶ）。不過，測量身體尺寸，有其他用處，能讓你清楚知道身體對積極正向的新生活有何反應。

首先，拿起捲尺記錄測量結果，並且替自己拍攝正面、背面和左右兩側的照片。相片最能夠反映改變的歷程，即使現在你不想拍自己的照片，日後你會很高興當初這麼做。相信我，我真希望當初體重二〇六磅的時候多拍些照片，因為我很喜歡回顧過去，看看自己一路走來有多大的進展。

相片中微妙的改變也令人難以置信，像是笑得更開懷、氣色或體態更好。大家總是說，我的每張相片都笑得很開心，但這是在我還未展開運動療癒練習的旅程之前，從沒聽過這樣的讚美。當你掌控自己的健康和人生時，信心、體能和幸福就會由內散放開來。

你也可以藉由各種運動表現，來測量進步的程度，後續會說明有四種運動，能在未來十二週顯示你的強度和心肺功能有多大的進展。課程的第一週，你將進行體能評估，接下去的課程中請仔細留意你的體能因為應用這套課程的方法和運動，有多大的改善。即使你不想快速改變身體，但或許會對運動改變身體密度的程度感到驚訝。隨著測量的數據改變，體能和情緒的強度也會跟著改變，你將不僅能存活，更能大放異彩。

第一週身體測量記錄表

為了確保準確，每次都要在相同地方、相同的條件下測量。

第一週

脖子 ____________________

胸部 ____________________

手臂 ____________________

腰部 ____________________

臀部 ____________________

大腿（四頭肌） ____________________

小腿 ____________________

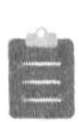

如何正確使用量尺

①**使用正確的捲尺**：最好用縫紉用的軟質布尺或是有彈性的橡皮尺。不要用金屬捲尺以免產生誤差。

②**以良好站姿測量**：背脊挺直站好，正常呼吸。有時呼氣時測量比較準確，有時則在吸氣時，視測量的部位而定。

③**正確測量很要緊**：測量的時候，務必確保尺是直的，跟身體的部位服貼，例如在測量周長的時候，確保尺跟地板平行，長度的測量需要是平行或垂直，這要根據每個身體部位的線條方向性。

④**穿著正確的衣服**：穿著鬆垮或過緊的服裝時，很難量出正確的數據，要穿著合身的衣服，不穿衣服更好。

⑤**寫下測量的數據後，收好別讓人看到**：務必把測量結果記下來，以免忘記而需要再次測量。保存在你記得的安全地方，之後可以拿出來對照。

身體的測量部位

①**胸部**：胸圍是測量胸部最寬的部位，對多數男性而言是腋下，對多數女性而言則是沿著兩乳頭的身體一圈。

②**上臂**：沿上臂最厚的部分繞一圈，通常是在肱二頭肌的中央。

③**腰部**：分別測量中腰和下腰一圈，中腰是腰最細的部位（跟近來衣服的腰線部位不同），通常在肚臍上方一、兩英吋。下腰是腰部最寬的部位，通常在肚臍或正下方，也往往是最快囤積脂肪的地方。

④**臀部**：測量臀部最寬的部位，大約在胯部正上方。

⑤**大腿**：測量大腿最粗的地方，通常是從膝蓋往上大腿的一半至四分之三處。

⑥**小腿**：測量小腿最粗的地方，從腳踝往上到小腿的四分之三處。

{ 第二部 }

運動療癒練習

最黑暗的時刻，提供最好的成長機會。當思慮混亂、本能不管用、鑽進牛角尖走不出來，我們可以大膽往前衝，也可以是躡手躡腳地退縮，當我們站在十字路口，看著面前的各種信號，總得決定要不要發揮內心的堅定和毅力，勇敢度過未知的險境。

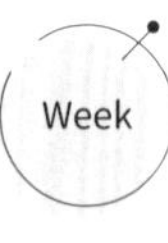

01 時間管理

第一週的重點，是為接下來的十二週打好成功的基礎，你要留意自己的飲食，因為食物將深深影響你感覺到的身心狀態，當你感覺良好，就可以完成更多。建議可以寫下自己的目標提醒莫忘初衷；在開始前可以先為自己做一個簡單的體能評估，以便在課程結束時看看自己變得多強壯。最後，我將帶你深度探索為何想利用健身來克服哀傷，以及選擇運動療癒的理由。

在開啟新的一週前，我想先跟大家談談一個觀念，那就是大部分的人在落失震撼後所面臨的最大擔憂——「時間」。任何人都有時間不夠用的問題，身為教練的我，親眼見過許多人因為時間不夠而無法好好過日子，或許真是如此，但我並不會因為你缺乏自由支配的時間而貶低你。

回想當我是新手媽媽時，也曾問過自己：「在孩子出生前，我究竟是怎麼使用自己的時間的？」當我成為寡婦後，也曾經納悶：「在成為寡婦前，我是怎麼使用時間的？」我拚著命把一切事情做好，在擁有自己的時間和罪惡感之間拔河，為兩個遭遇重大落失的無辜孩子，做好每一件事。有時我要花很大的力氣想想我也遭遇重大落失，也需要花時間在自己身上，才能在米契走後，孤身一人活下去。

擠出時間不僅是用來療癒，而且非這麼做不可。**如果你一直在為別人而活，就無法好好處理哀傷**。為了哀悼，每一天都需要創造自己的時間，好好運動將能滿足多重目的，讓你有體力、保持清晰的頭腦，以正向的方式哀悼、處理傷痛，以便順利地展開新生活。運動能使你的身心更強壯、更健康，生活各方面與人際關係也因此能變得更好。選擇讓自己邁向強大的健身療程，好處說不盡。

沉浸在落失時，我們會忘記時間。我不會假裝這是件容易的事，生活處處難關，而你面對一件不公平的事，大可以感到無力甚至憤怒，我是過來人，所以我懂。你必定處在極度壓力下，很可能沒有時間應付生活大小事，更別說是把健身融入生活中。話雖如此，一旦你騰出時間好好正視自己、善待自己，你將擁有更多能量，能用更健康的方式處理落失。

時間管理多半是個人的選擇，我們會擠出時間來做該優先處理的事，雖然生命中重要的人死亡，可能會改變你擁有的自由時間，如果你誠實的檢視一天的生活，我相信你在一天當中還是能找出二十至六十分鐘，來為自己改善生活品質，**重點在重新排列事情的優先順位，並且記住你是在創造更好的生活**。因為這麼一來能造成漣漪效應，你所愛的每個人都能獲益，你能給予自己跟心愛的人最好的禮物，就是更好的自己，如果你身為父母，你透過自己變得更好來處理哀傷，就能讓孩子領悟他們自己的哀傷，以及未來日子的寶貴，如果你是企業主或員工，你的正向作法肯定能提高生產力，且有助紓解新生活狀態的財務壓力。

此外，你將讓親友知道，你把健康放在優先位置，當有一天他們在哀傷中必須做出選擇（畢竟每個人都有那一天），或許他們會以你為榜樣，把自己照顧得更好。當你開始過更健康的生活時，生命的每一面都會更好，而且是以你無法想像的方式呈現。一旦你把健康和未來兩者連結，就會擠出時間用來維護健康了。

食物造就身心

我們已經了解食物的重要性，特別是對情緒，但是我見過許多人在決定有益健康的食物時感到無助，因為食物的概念在現代已經變得太複雜，在此我要把它變得簡單易懂，你無須對食物感到難以招架、害怕或受威脅，也不需要放棄最愛吃的東西，我只要求你選擇能夠支持你、讓你覺得自己更健康的食物。

食物造就一個人，而心情和情緒反映食物。因此，我認為一定要開始體認自己把什麼放進身體，之後會有什麼感覺。停下手邊的事，思考食物能為身體做什麼，食物能幫助細胞成長、修復和更新，提供身體能量，使思緒清晰。食物構成你的內在和外在，因此如果把錯誤的燃料放進身體，就不會達到正確的結果，對於正處在哀傷，需要平復情緒起伏的人而言更是如此。你或許多方面尋求解決情緒難題的方法，但答案就在你面前，那就是「你吃的食物」。

儘量選食天然食材

由於食物的知識多到讓人卻步，因此從基本原則開始，注意別被外界大量的資訊弄得無所適從。在前幾個星期把重點放在一件事情上，就是：盡最大的努力，攝取最天然狀態下真實、完整的食物。前面提過，凡是長在地上，走在地上，在海裡游或在天上飛，而且是在最自然狀態下，就是你該吃的食物。你的目標是飲食中納入新鮮蔬果、瘦肉、堅果、豆類和大量的水。這是常識，對不對？但是對某些人來說並不是，就像前面提過的，常識不見得都能化為行動，我們會不假思索就去吃那些盒子或袋子拿出來的方便快速的食物，但這類食物中，不具備走過生命最大風暴所迫切需要的營養素。

食物有巨大的力量，你放進身體裡的東西，多半決定你的健康狀態，你的情緒已經被掏空，許多情況下身體也是，以致你可能容易生病，對現狀也偏向抱持負面態度，未來幾個星期，當你替細胞補充正趣的養分，將開始感到前所未有的生氣蓬勃，如果你會不再會不由自主的去吃高度加工的食物，你將非常驚訝於身心的感覺變得又好又快，說真的，你不曉得身體原本就該感覺這麼舒服。

為自己做菜，或者為少一個人做菜

光是替自己做菜，或者少替逝去的那個人做菜，都是件令人揪心的事。

我常聽到抱怨，說做菜的份量很難拿捏，做菜根本就是件可怕的事。

記住，這裡也要採取漸進方式，盡可能不要給自己太多壓力。這年頭的人很幸運，有些商店和許多餐廳有販賣小份量的健康餐點，提不起勁來做菜時，就可以轉而向這些地方購買，我會建議你事先準備一些食物，而且務必讓選擇單純化，才不會把吃飯變成難以承受的負擔。米契走後，我有時晚上只給孩子吃外面買的烤全雞，自己吃一些生菜。不貴、簡單而且快速。

該捨棄的食物

第一週的重點，是正視並思考最常吃的食物外包裝上的標籤。如果你大多時間都吃真食物，而且是在它最自然的狀態，標籤就不會是你的關切重點。但是基於本課程採取一次一小步的作法，我認為你第一週還是需要注意標籤的標示。

我不希望你跑出去買一堆新的食物，寧可你到冰箱或食物櫃，閱讀盒裝、罐裝和袋裝食物上的標籤。**凡是認不出是不是自然狀態下的真食物，再加上化學物質、添加物和防腐劑，都將會不利你的心情、體能和健康**。雖然沒有必要清光或完全改造家中的食物儲藏櫃，但以下幾種成分建議你應該儘量捨棄。

三氯蔗糖

又名蔗糖素，最初根本和食物扯不上關係，原本人們以為三氯蔗糖完全不會被人體吸收，但是最近的研究顯示並非如此。三氯蔗糖幾乎沒什麼好處，我只能說它有助減少精製糖的攝取，但缺點遠超過這項優點，當你品嘗人工甜味劑時（這是第一個壞處——不是真的食物），身體以為是糖要進入血液中，一旦發現不是糖，原本為了糖而分泌的胰島素就處在無用的狀態，或者釋放到身體內，造成胰島素過量。第三個缺點是，**三氯蔗糖會殺死腸內的益生菌，而益生菌減少可能導致生病與體重增加**，也使它在我的捨棄名單中順位大幅提昇。

高果糖玉米糖漿

高果糖玉米糖漿是過去三十年間，美國糖攝取量顯著增加的主要糖品。它比一般白糖便宜且使用方便，因此在七〇年代成為食物製造上常用的甜味劑，也使美國人的平均體重隨著使用增加而上升，大幅提高美國人的肥胖率。

高果糖玉米糖漿萃取自玉米，是汽水、糖果等高度加工零食中的甜味來源，無論是天然蔗糖還是加工的玉米糖漿，甜很容易使人上癮，且嚴重影響心臟、牙齒、甲狀腺、皮膚、體脂肪等健康情況，所以甜點也被稱為「營養貧乏的熱量」，甜點本身沒有營養，減少攝取就能輕鬆消除無效率、無益健康的熱量。

亞硝酸鈉和硝酸鹽

這兩者是化學防腐劑，能減緩熟食中微生物的成長，延長產品的賞味期限，亞硝酸鈉被認為是致癌物，因為在進入胃以後會對胺基酸起反應，因此是需要積極避免的重要添加物，特別是孩子的食物。

研究顯示：硝酸鹽和兒童的癌症有關，這類防腐劑被使用在肉類加工（培根、熱狗、火腿和肉乾）及其他加工食品。目前市面上有不含亞硝酸鈉和硝酸鹽的肉類，但若是自然生成的不在此限。請注意查看食物的標籤。

氫化蔬菜油

這種油利用一種加工程序，使液體變成固體。這種油也被當成添加物，能延長產品的賞味期限，多年前氫化油被心臟健康產業披露為反式脂肪的毒性物質，你可以找到不少產品以基於這個理由而宣稱零反式脂肪。

食品藥物管理局將氫化蔬菜油視為「通常不認為安全」（GRAS）的反健康食材，此舉述說千言萬語，食品藥物管理局一向不積極將食材列為安全或不安全，如果連他們都對氫化植物油抱持遲疑的態度，你也應該如此。

二丁基羥基甲苯（BHT）和丁基羥基茴香醚（BHA）

這兩者都被用來安定脂肪，二丁基羥基甲苯用來定色和保留氣味，丁基羥基茴香醚則是防止脂肪變質，兩者都被食品藥物管理局視為「通常不認為安全」，我也將兩者列入去除的名單。二丁基羥基甲苯在人體內的反應尚待研究，而已有愈來愈多針對老鼠的研究顯示：丁基羥基茴香醚為致癌物。近來通用食品（General Mills）的早餐穀片不再使用二丁基羥基甲苯，我要向他們致敬，並且支持該公司進一步避免使用其他添加物，特別是丁基羥基茴香醚。

食用染料

多數的食用染料都是人工色素，用在各種食品上，包括早餐穀片、飲料、糖果甜點、化妝品和寵物食品等等。令人格外難過的是：以上好幾種產品的主顧客都是孩童，食用染料被認為與孩子的過敏反應、腫瘤、癌症和過動與行為問題有關聯。二〇一〇年歐盟結束了這些人工色素和味道的合法使用，我希望美國也花同樣的心思，來訂定哪些安全可食。在此同時，**小心食物供應中最廣泛使用的三種染料：紅色四十號、黃色五號和黃色六號，這三種都是已知的致癌物。**

你的十二週目標

接下來的十二週，希望你專注在每週可以達成的目標上，寫下明確的目標，對短期和長期的成功都很重要，而且能幫助你留下記錄。把這些目標想成一張地圖，帶著你去想去的地方。首先在「健身」、「營養」、「快樂」和「個人成長」等四個涵蓋面頗廣的領域中訂定目標，沒人能告訴你，你應該如何訂定十二週的健身目標，但目標必須夠高以激勵你努力達成，但又不會高到達成不了。

所有的目標都創造一個願景，讓你方便衡量，帶領你前進，目標迫使你清楚自己要什麼，使生命積極正向，保持專注且充滿動力，避免拖延怠惰。這些目標幫助你在進行過程中，看清所有已經完成的「非量化成就」，知道自己在無法衡量的方面有了好成果，將會是激勵人心且深具啟發的事。

「非量化成就」可能包括舉起更重的東西、走或跑得更遠、察覺體力變得更好，或是看見照片中的自己會笑！設定目標使你得以衡量自己的成就，給予你成就感。接著會有一些提示和空間，讓你寫下十二週在各方面的目標。

十二週的健身目標

你可以根據自身情況訂定各種目標，也許你想在十二週結束時，跑五公里紀念失去的心愛的人，又或許你想去爬附近的某座山。有些學員告訴我，他們希望在十二週課程結束時，能和孩子在公園玩耍，而光是這點就是用錢買不到的禮物。

寫下你的健身目標：

十二週的營養目標

營養目標像是不再碰加工食品，使你成為家人朋友的典範，或是不再喝汽水或攝取咖啡因，這就可能是艱鉅的任務了！營養目標即使不複雜也能成功，請記住：**你的感覺、體力和健康狀況，都來自攝取的養分。**

寫下你的營養目標：

十二週的快樂目標

快樂是如此重要，但我們鮮少用心思考哪些事物使我們快樂。我們太過在意他人的需要以致忘了自己，哀悼傷痛的人尤其是如此。但是如果我們花時間讓自己快樂，就有更多快樂可以給別人。我也認為在快樂的時刻，我們經常會發現在自我當中，充滿著繼續賦予生命意義的內在部分。

快樂的目標提醒你：**儘管經歷落失，生命仍然是寶貴的，你依然是重要的。**快樂的目標包括像是多欣賞帶給你喜悅的音樂會或戲劇表演、從事園藝、撥出時間跟朋友相聚，或者多開懷大笑。

寫下你的快樂目標：

十二週的個人成長目標

我父親的博士學位是攻研有關終生教育的研究，也難怪我極度相信終生成長的重要。我偏愛的這四個目標，有助於完成你我的個人成長旅程，我們過去都沒有花夠多時間在健身、營養和快樂上，當然也沒有花夠多的時間在個人成長上。**生命是一連串的教訓和成長的機會**，但往往我們不接受成長這概念，無法從每天面臨的種種體驗中有所領悟。或許你想回學校完成學位、在經歷落失後找到你的天職、開啟部落格分享經驗，或克服阻礙你無法獲得療癒的罪惡感。

學習和成長的方法數都數不完，並不需要進入傳統的學校體系，你愈是張開雙眼接受各種可能，生命的各方面也會變得愈好。接受各個領域、老師和意識形態，你無須百分百同意讀到或聽到的每一件事，但你遇到的每個人，確實都有些東西可以教你，只要你停下來，認出其中可以學習的地方。**難相處的人和不好處理的狀況往往教你最多，永遠記住取你所需，將其他留下。**

寫下你的個人成長目標：

每週目標

設定四個方面的目標後，希望你在每週的開始，在每個領域設定比較小的目標，以便在十二週結束前達成較大的目標。舉例來說，如果十二週的「健身目標」是變得更有活動力，那麼一小步的目標會是那個星期每天走一萬步。如果十二週的「營養目標」是攝取更多蔬菜，一小步的目標可以是那個星期去光顧你家附近的菜市場，挑選新的農產品。如果十二週的「個人成長目標」是接受親人離你而去的事實，一小步的目標可能是那個星期靜坐三次，找一本豐富人心的書來閱讀一章，或是上網聆聽啟發人心的談話。如果十二週的「快樂目標」是每天挪出一小時給自己，一小步的目標可能是每天閱讀十分鐘或好好洗個熱水澡。

在健身和克服哀傷方面，不要弄得自己承受不了，這點很重要，有時大目標可能讓人畏懼，因此你一定要把目標切割成每週或每天的行動，如此一來十二週會在不知不覺中度過，而你也會對你為生活做的改變，感到驕傲不已。

體能評估

任何健身課程的一開始，要做一項「強度測驗」。記住，**健身不會只是身體強度，接下來的幾頁也將鍛練心靈的強度**。在你建立強度的時候，記住人生還是很值得繼續活著，當你看著體能進步，花點時間留意一下，你在其他方面的強度通常也進步了。關於身體的強度，一開始你會用四種運動測驗自己，包括「深蹲」、「登山者滑步」（mountain-climber）、「伏地挺身」和「平板式」。

前三項運動深蹲、登山者滑步、伏地挺身中，你可以計算一分鐘內做幾次，第四項運動為平板式，主要是衡量你能持續做多久。在手機上設定計時六十秒，或是一面看著鐘或錶的時間，一面數你可以在一分鐘內做幾次深蹲，在表格中填入總數。登山者滑步也是同樣的方法，每一次右膝朝胸部舉起就算一下，接著計算伏地挺身的次數，可以在地板上做，推牆壁做，或是在斜板上做。最後，盡你所能保持在平板式不動。別忘了把總數寫在圖表上，因為十二週結束前會參考這些數字，看自己進步了多少。

WEEK 1 第一週體能評估記錄

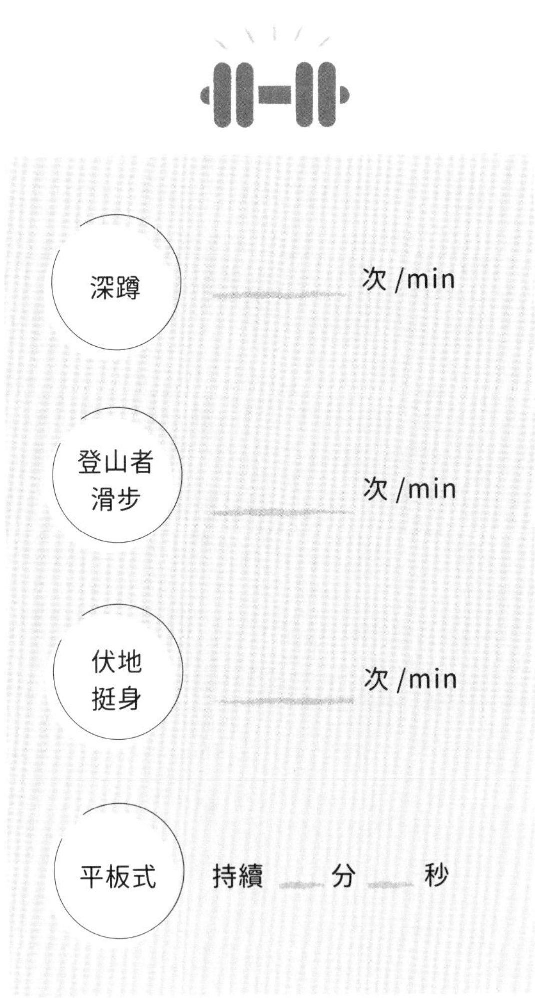

深蹲
次 /min
登山者滑步
次 /min
伏地挺身
次 /min
平板式
持續 分 秒

記日誌

書寫是哀傷治療的好方法，即使沒有人讀你寫的東西，把這些事寫在紙上是重要的。**不要批判你寫的內容，也不要過濾想法，讓內在的恐懼、痛苦、快樂和夢想自由地躍然紙上，進入意識中更高層的地方**。書寫好比瀉藥，幫助排解憤怒、悲傷、孤獨，乃至不敢與他人分享的感覺。在我經歷落失初期甚至直到今日，書寫內心的感覺要比說出來更清晰，有時肺腑之言和不堪一擊的話語甚至令我自己震撼不已，而書寫過後的解放感更是難以言表。一旦我勇敢到把寫下的文字跟外人說，我發現我的想法，竟然和各地正在哀悼傷痛的人們不謀而合，使我覺得我並不孤單。

每個人的過程都不盡相同，但有些主題和歷程是共同的。當我領悟並不是只有我處在哀傷中，使我覺得自己跟大家沒什麼兩樣時，這種感覺也給予我非常需要的寧靜和安詳。

WEEK 1

第一週體能評估記錄

深蹲 ______ 次/min

登山者滑步 ______ 次/min

伏地挺身 ______ 次/min

平板式 持續 ___ 分 ___ 秒

第一週練習：寫下你的「為什麼」

自己的健康自己救，這是個理性且經過深思的決定，但這個決定往往不被排在優先順位，特別是對陷入哀傷的人而言。有時在生命發生悲劇性的轉折後，需要的努力似乎大到難以克服且不具真實性，好比站在一萬四千英尺高山的山腳下，跨出第一步似乎比想像困難。凡是優秀的登山者都知道，登山不可能一步登天，反而是跨出無數多的小步，最後才來到美麗的巔峰，看見很少人能體驗到的美景。一旦來到健康的巔峰，會體認所有的辛苦、跨出的每一小步和所有犧牲都是值得的，即使旅程漫長且充滿挑戰。

多年來我曾把健身鍛鍊視為吃錯食物的懲罰，或是為了外表好看，或者為了塞進某個尺寸的衣服所做的事。健身鍛鍊對我而言是膚淺的，這些動機往往不足以帶著我度過難關，通常我會努力鍛鍊個幾天或幾個星期，之後就一路走下坡，最後在山腳下仰望山頂。

山頂似乎未曾如此遙遠，但我再次穿上運動鞋，決定迎向挑戰，我的目標和過去一樣：減重、穿衣服好看些、使我有更好的體力應付工作、孩子和生活。換言之，這些依舊是膚淺的目標。

老公過世後，我三十六年的歲月中，第一次領悟健身鍛鍊的意義遠遠超過外表的美麗，我瞭解健康和健壯的關鍵在於怎麼過日子，而不是外表如何。健身鍛鍊為我注入新的能量和力量，面對過去認為不可能的任務，也使我有力氣面對身為單親寡母的事實。健身鍛鍊使我內在和外在都更堅強，拯救我的生命，不再是我穿黑色小洋裝或泳裝看起來的樣子，不再是企圖把絕對不該吃的食物熱量燃燒殆盡。**健身鍛鍊是獎品，代表我夠健康而能夠選擇過個精彩的人生。健身鍛鍊是獎品，代表我充滿生命力，決心把自己的生命放在優先位置。**

這些深刻的領悟永遠改變我選擇怎麼過人生，於是我問自己「為什麼」。為什麼你想成為健美的人？當我在健康觀點上有了新的覺悟，寫了一封「為什麼」的信給自己。我如實寫下人生現況，我發現我的人生主要繞著兩個孩子轉，我希望永遠在他們身邊，儘管無法控制未來或命運，但可以相當程度的控制自己的健康和幸福，如果我替健康做出更好的選擇，或許就有機會在他們身邊更久。失去丈夫，獨自撫養兩個小寶寶，我明白在孩子身邊是當下無比重要的事。

我也希望以最正向的方式，成為孩子的榜樣。孩子從父母的行為中學習，而不是父母說自己做了什麼。我希望他們看到我吃對的食物、運動，並且每天選擇花一段時間健身鍛鍊。當我做出有益健康的選擇，或許孩子也會為他們的人生做出更好的選擇。當然這一切都無法保證，但我相信當我們提供良好的身教時，影響最大的會是我們最愛的人。

最後，我想讓孩子明白，我們都能活出最極致的生命。我一直想和孩子一起玩，在公園裡追著他們跑，溜水上溜滑梯，帶他們去健行，並且用心過生活，使他們成為大膽、勇敢且勇於冒險的人。

但是孩子不是我努力鍛鍊唯一的理由，我也想為了自己以及死去的丈夫而變得結實些。死亡教會我許多事，但最重要的，是告訴我如何選擇人生。這堂課並不容易，毫無疑問也是種痛苦的學習方式，但如果你用心，在經歷過落失之後，人生將會永遠改變，而且經常是往好的方向改變。

我依然可以完成過去米契和我想做的每一件事、想爬的每一座山，只是我得擁有健美的體格才辦得到。**我的希望和夢想隨著落失而改變，但我仍然能享受人生**，完成我和米契當初為我們的未來訂下的諸多目標。

唯有「鍛鍊體格」能滿足我的動機，而這封信讓我不要忘記，我追求健康和健壯的重要理由，於是我努力不懈，我爬上高山，即使在漆黑、風暴的日子，即使在我想中輟的日子。這個理由都力量強大到把我推向山巔，當然有時我依然會疲憊倦怠，這時我會靜靜的休息，我沒有退步，而是堅守本位，直到我強壯到可以繼續下去。我也發現從中段往上爬，比走回人群擁擠的山腳更容易，山腳下不再安全，相反地，我仰望令人心生畏懼的泥濘小徑逐漸縮短。

該是時候問自己健身鍛鍊的理由了。你為什麼想把結實健康的生活融入旅程中？為什麼你想攀登山巔，這件事對誰來說是重要的？或許你已經說服自己相信，踏上這趟旅程是自私的，或者你怎麼樣也無法從心愛的人身上挪出足夠的時間來做這件事，孩子、工作以及維持家計等生活的一切令你喘不過氣來，這些事都應該擺在前面，但是當你想到最愛你的人、所有仰賴你的人、希望你在最佳狀態的人，自然會明白這些人希望你快樂。他們寧可你每天花點時間給自己，即使這麼做就少了些時間陪他們，但是當你回來，你會比之前更好、更快樂也更強壯。**快樂會傳染，如果你每天花些時間帶給自己喜悅，散發的能量也將使身邊的人更快樂**。了解這個觀念或許並不容易，然而一旦你發現自己的快樂和最愛的人的快樂有關聯性，你將永遠明白健身鍛鍊對人生每一面都是無比的重要。

寫一封信，解釋你為什麼踏上運動療癒之路，除非你真心為自己而做，否則便無法理解其中的好處。是的，這封信很重要，而且你一定有時間寫這封信。希望你從寫信給自己開始，而且務必標註日期。接著，列出種種理由，盡可能深入一點。如果你的念頭跑到「穿小一號的衣服」、「體重計上的數字變得小一點」，或者「想變得好看一點」，請停止你的念頭，再次從頭開始。深入一點，記住，**這步驟不是把身體變小，而是把生命的可能性擴大。目標不是收縮，而是在身心的力量和希望方面有所成長**。清單應該看似具挑戰性但同時切合實際，一方面讓你心生畏懼，知道自己正在朝著遠大的目標努力，同時給自己鼓勵，使自己繼續前進。這封信應該誠實、坦白且讓你對自己產生憐愛，現在就去寫信吧。我等著。

寫下十二週的目標及踏上運動療癒的原因，接著重讀一次。信的內容是不是大到足以鍛練身心，又合乎實際，以致不會在前往個人巔峰的半途上放棄？信上列出的目標，是否鼓勵你付諸實行，且更加努力？是否會讓你微笑，鼓勵你真實的活著？如果答案都是肯定的，代表你已經可以進入下一步了。如果答案是否定，請回過頭來，無情地修改！這是你的人生，沒有人能代勞，你得自己去做。

當你對信的內容滿意，把理由寫在立可貼上，黏在家中各處，要明顯一定會看見的地方，也把它黏在未來十二週的計劃中，然後妥善保管好這封信，旅程後半段你才會重溫它。課程後期會回來複習這封信，讓你有機會重讀並修改當初的內容，朝向更高遠的未來繼續前進。隨著身、心甚至靈變得更好，你可以接受更高層次的目標，一次次重新陳述理由，於是你將開始了解健身鍛練沒有「最終」的目的，因為你將永遠不會到達顛峰而停在那裡。**健身鍛鍊是一輩子的事，決定你會是什麼樣子的人，健身鍛鍊不僅能改善你跟每一個人的關係，也改善你和自己的關係，而你和自己的關係才是最重要的。**

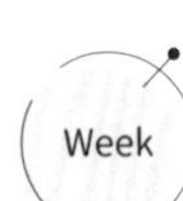

02 克服罪惡感

我還記得米契過世後，我頭一次笑的情景。我對喜悅有著莫大的罪惡感，我怎麼可能找得到有趣或輕鬆到笑得出來的事？我還記得頭一次為自己感到驕傲的情景，我因為成就感而覺得罪惡不已，我還記得頭一次感覺我可以再次快樂的時候，我因為自己的快樂而充滿憤怒。快樂是過去式，至少當時我這麼告訴自己。我不可以再次快樂，因為我是寡婦。

這週我希望你記住，罪惡感是哀悼傷痛的過程中正常的一部分，生命中有一股力量接受它的存在，當你產生那種罪惡感的時候，你並不孤單，而當你嚐到微微的幸福感時，你也不孤單。罪惡感和幸福感都是正常情緒，某些方面甚至有益健康，這也顯示情緒的深度以及落失的複雜性。**別讓罪惡感使你停滯不前，應該在出現罪惡感的時候，接受它的存在，抱著自我成長和學習的態度來面對，你將從罪惡感中學習，也將從新的幸福感中學習。**

每一種情緒都能幫助你為未來的你打好基礎，隨著幾星期、幾個月甚至幾年的過去，當你在生活的每一方面體驗到療癒的益處時，罪惡感會逐漸淡去。持續成長和成功的關鍵，在於採漸進方式。我希望你每一週記得寫下可以達成的目標，以便繼續朝更大的目標前進。請在前一頁寫下本週預計達成的小小進展。

WEEK 2 第二週的小進步

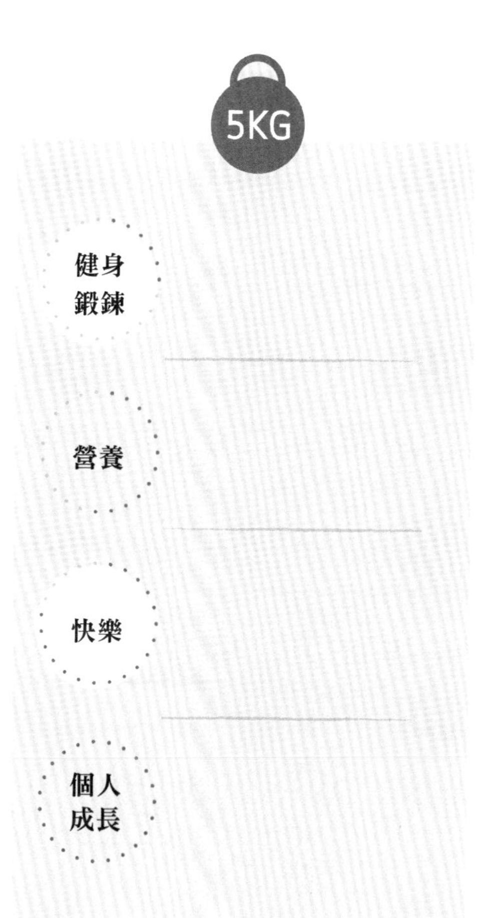

感覺到快樂沒有罪

罪惡感是哀悼傷痛過程中的一大部分，想避都避不了。罪惡感看似是種莫名其妙的情緒，哀傷的人卻無可避免。道理很簡單，你就是會感到罪惡。而且，罪惡感對你向前邁進的過程來說是重要的，當你明白人終將超越罪惡感繼續生活，而罪惡感總算開始消退的時候，你就會知道自己正逐漸邁向療癒。在此同時，讓罪惡感提醒你：你還是能夠感受，即使你所感受的全都是痛苦。

你還會因為想照顧好自己而感到罪惡，照顧自己似乎是自私自利的行為，但我會不斷提醒你：不是這樣的。你失去的人沒有機會健身鍛鍊、吃營養的食物以及變得健康，換言之，他們已經離開你的現實生活，光是這句話就會引起一陣罪惡，這不是我的用意，但在這過程中就是會如此。他們不在了，但是把你的人生過到最好，就是在紀念他們過去的一切，並且表明你依然而且會永遠愛他們，無須因為活出最好的生命而有罪惡感，你應該感到驕傲。

在我落失後的那一年，罪惡感對我而言是個特別沉重的情緒，當時我還年輕，距人生結束似乎還很遙遠，但每當我做一件「大」事，會想起我還活著，這真是心痛，這是我在本書稍早提到的「二元對立」。米契墜機過世週年的當天，我帶孩子到科羅拉多州的亞斯班，告訴他們以前我們住的地方，那是米契在這世界上最喜歡的地方之一，他喜歡那裡的山，也喜歡呼嘯分岔河（Roaring Fork River）和阿加克斯山（Ajax Mountain），二〇一〇年十月九日，致命的墜機滿週年的早上，我爬上他最喜歡的山，把骨灰遍撒在美麗的山景中。

在那一刻我知道罪惡無助我未來的人生，再多的罪惡感也帶不回他，改變不了發生的事，更無法使我從頭來過，罪惡只是把我綁在過去，為了我無法控制的事情而悔恨，我一面撒他的骨灰，一面釋放我的罪惡感，我唯一能掌握的是未來的新人生，罪惡感無須成為新常態的一部分。在這十二週中，我要你把罪惡感拋向天空，原諒自己曾經發生過的事，做未來的主人。只有你能。

排毒：飲食、思維、人際、偏見

「排毒」在健康和健身產業中是個很受歡迎與關注的詞彙，許多人在販售排毒奶昔、藥丸、繃帶和特製排毒水，因為有人想要快速獲得健康和健美，所以會接受「快速排毒」甚至「快速見效」的概念。事實是，**你的身體就具備排毒功能以及有效運作所需的一切條件**，沒有理由花大錢去買速成的排毒商品，肝臟和腎臟會替你做所有的工作。

記住只要攝取正確的養分和足夠的水，身體就會把所有該做的事情做好。本書會從有別其他的角度來看待排毒。**我希望你替飲食生活排毒，也希望你在生活的其他方面排毒，包括有毒的人際關係、負面思惟、拖延習慣，以及文化和社會環境對哀傷和成功的偏見**。生命向你揮了一記拳，你能夠從新的制高點看人生，這點相當難能可貴。現在正是替你各方面排毒的大好時機。

首先是替「味蕾」排毒。這並不容易，因為我們平日攝取的加工食品，充滿糖、鹽和防腐劑。這些添加物改變了食物的味道，經年累月下來，你大概已經習慣吃高糖分和高鹽分的食物了。大家總是告訴我，他們不想吃真正的食物，因為真食物沒什麼味道，我要幫助你了解，事實剛好相反。水果和蔬菜、堅果和豆類都有豐富的滋味，只要重新教育並喚起身體的感官，你就留意得到。

接下來十二個星期的課程中，**盡可能少吃加工食品**（簡單的原則：只要標籤上有你不認得的成分，就捨棄不吃）、**限制糖份攝取**（精製和非精製）**並大量降低鹽分**。一開始很難，你會發現有十多天會想吃得不得了，甚至會注意到一些副作用，如易怒和頭疼、身體疼痛等類似流感的症狀。在身體重新調整到新的飲食習慣之際，這些症狀相當常見，但你很快就會體驗食物味道的改變，水果可能變得更甜，蔬菜充滿你過去從不曉得的風味，隨著沉睡的味蕾被重新喚醒，你渴望的食物類型也跟著改變，典型反應是比較不想吃加工食品，營養豐富的食物更能滿足你，你不再渴望吃薯片，而是想喝綠色蔬果汁或吃些葡萄。第三週結束時，你可能會逐漸感到身心大為舒暢，過去偏差飲食的渴望完全消失，你會發現自己更有能量，而且是真心愛上並懂得欣賞真食物的滋味。

我永遠不會忘記初嘗真食物排毒，坐在餐桌前吃馬鈴薯的情景，赫然發現為什麼大家都說馬鈴薯是甜的！在那瞬間之前，我吃的馬鈴薯總是裹著奶油或紅糖，從沒品嘗過原味馬鈴薯，因此對那自然鮮甜的美味驚訝不已。最棒的是，身體知道如何消化吸收原味的馬鈴薯，食物直接滋養身體，而不是身體試圖去消化吸收合成的垃圾食物，這點很重要，當你在處理落失帶來的種種，會注意到身體因為壓力、震驚和人生巨變而承受沉重的負擔，凡是你為滋養身體所做的一切，都將為你儲備更多能量，進而滋養你的心靈。

在第二週，**特別關注你正在吃的各種食物，以及在你吃的時候有什麼感覺。**酪梨、堅果或印度奶油等有益健康的脂肪會讓你飽足嗎？蛋白質會使你疲憊呆滯，還是充滿能量？每個人都不同，所以你一定要懂得身體怎麼運作。你正在學習成為最好的你，食物將幫助你達成這個目標。

在你淨化味覺之際，我也希望你去除思想的毒。大部分的人都曾聽過喬伊斯・梅爾（Joyce Meyer）的名言：「負面的心無法活出正向的人生。」你容許社群媒體、電視或負面的親朋好友，帶給你多少負面思考？**如果你容許負面思考進入意識，人生將會一直往負面方向前進，這並不是說你不能感到難過或壓力，而是在愈短的時間內讓思維回到感恩，就會愈快發現自己的焦慮減退，漸漸感到幸福。**

周遭世界的觀點，對落失脆弱的身心將會是一個重大的考驗。對於大家每天的抱怨和負面思考，會開始對你產生極度有害的影響，你將愈來愈無法容忍小題大作的人，和那些抱怨塞車、抱怨在機場排隊、抱怨週末老公只顧著看足球賽或打高爾夫球的人（所謂的足球寡婦和高爾夫球寡婦，可能使你憤怒卻不自知），你對他們的容忍，將使你內心深處產生深層的反應，在你的世界分崩離析時，希望你能被喚醒！我並不是叫你不去跟別人來往，而是要小心檢視你都花時間和心力在哪些人和事情上。你沒有必要聽那些老是專注在雞毛蒜皮事情的人，可以選擇遠離那些只看到負面的人，那些生氣、瑣碎或者原地踏步的人。

這類負面型態的人以各種形式出現，有時甚至出現在哀傷團體的成員中。找個堅強的哀傷支持系統，並且明智謹慎挑選社群十分重要。**有些團體容許你保持現狀，用自己的步調處理哀傷，也幫助你放眼未來人生美好的一面，這些會是你走出哀傷的歷程中不可多得的團體。**

也有些團體的基調是憤怒、翻舊帳或採取受害者姿態，儘管你的落失是個悲劇，殘酷而且不公平，但並不能使你因此成為人生的受害者，「受害者」是一種選擇，你應該選擇置身在一群想從廢墟中站起的人當中，如果你發現某些社群會把能量往下拖，那你該重新評估，尋找一個使能量往上的團體，這類團體中的人總是容許你感覺自己的傷痛，但也會慶祝你的重生，讚嘆你向前邁進的動力。

安全、有效率地暖身

你大概已經慢慢開始運動，至少是思索哪些運動可能適合你。很棒啊！正當課程進展之際，暖身是健身鍛鍊的要素，也是新生活方式安全、成功所不可或缺的步驟。一般人往往還沒熱身就急著開始運動，這麼做會冒著肌肉、關節和肌腱受傷的風險。無論做什麼運動，開始前務必用正確安全的方式讓身子和心態暖起來。

我喜歡的暖身，是請學員動態暖身（dynamic move），不要跟伸展混為一談，伸展應該是在運動結束前，身體暖和且筋骨鬆開的時候做；「動態暖身」則是加快血液循環，讓肌肉、關節和肌腱暖起來，並且專注在身心的連結，淨化神經傳導，之後才正式開始運動。你可以在原地踏步、跳繩或舉重，只是舉重的次數不能多，而且重量要輕。在機器上滑步也是很好的暖身，關鍵跟健身鍛鍊一樣，需要傾聽身體，而且絕對不能讓身體承受超過安全程度的壓力。

暖身也可以給予你堅強的意志力完成正式運動。萬事起頭難，有時你就只想躺在床上。動態暖身幫助你的大腦和身體做好準備，渴望動更多。簡單幾個動作就能讓你全身舒服，或許這樣的暖身就足以讓你繼續動下去，一邊暖身一邊聽音樂，也會使你想繼續動。提醒你這是屬於自己的時間，也是運動療癒的一部分。短短十分鐘暖身，就提供你再做十分鐘的能量，於是你就這麼繼續下去了。

有時你做完暖身就想休息，那也沒關係，無所謂的對錯。答應自己把暖身做完後再看著辦。至少做完暖身，你一定會比較舒服而想繼續，但你也可以逐步漸進。運動療癒不是一蹴可及，而是對自己和落失後的人生，許下一輩子的承諾。

第二週練習：培養感恩的心

暖身完畢、淨化了味覺，也排除生活中負面力量等毒素，現在要專注在運動療癒的成敗關鍵，那就是「感恩」。經歷落失的你或許很難抱持感激的心，你有各種情緒，獨缺感恩的心。但是當諸事不順，對各種小事和生活中每件美好的事物感恩，會使你找回青春活力。

許多研究證實感恩的力量，關於如何使能量專注，都有許多劃時代的研究，但現在科學從實用觀點來看待這些概念和說法，正如激勵演說家吉格・金克拉（Zig Ziglar）告訴我們的：「決定高度的是態度，不是資質。」

感恩需要練習和用心，有了新的視野，你會逐漸明白吸引力法則以及新的世界觀有哪些好處。當你每天注意到生命中美好的事物，持續的觀察將產生力量，讓美好的事物更好。一開始可能有點半強迫，因為你會刻意專注在失去的方面，但**當你輕聲提醒自己還擁有什麼，久而久之那聲音會變得更真實誠懇，你的正能量會吸引更多美好的事物，具現更多的幸福快樂。**

正向思考對大腦的好處

科學證據強烈顯示，「感恩」和「正向思考」能改變大腦。愈來愈多針對正向心理學的研究證實了這一點，快樂成功專家肖恩・阿克在著作《哈佛最受歡迎的快樂工作學》中談論感恩及其好處，在這本暢銷書以及無數多課程和訓練中，阿克定義對未來成功有幫助的七大原則和模式「快樂優勢，因為**正向的大腦比起相對中性或負面的大腦，具備生物學上的優勢**。」他也談到「支點和槓桿——也就是對世界的感受，以及我們在這世界上成功的能力——會根據我們的心態（也就是支點）不斷改變，給我們力量（槓桿）獲得更多的成就和成功。」

在這七大原則中，我個人最喜歡阿克所稱的「向上墜落（Falling Up），在陷入失敗、壓力和危機時，人腦會提供各種路徑幫助我們度過，原則是找到心裡的那條路帶領我們向上、脫離失敗或痛苦，而且教我們學會因為失敗和痛苦而更快樂，更成功。」如果你曾經納悶是否自己的態度真的能改變未來，請拿起這本書，閱讀思想的力量和感恩的重要兩者之間的關聯性。

本週作業對我個人來說是重要的，一如我在整本書中會給大家的許多家庭作業都各具意義。有些作業跟健身鍛鍊比較相關，有些則是有關人生和如何面對艱苦的日子。這週的家庭作業非常重要，因為我相信**我們愈是專注在「感恩已經擁有的事物」上，就會出現愈多值得感恩的事物**。但是首先讓我說一個自己的故事，是關於我體會到感恩的強大力量，以及我為什麼希望你多用心在這個作業上。

前面提過，先夫在二〇〇九年十月初去世，短短幾個星期後，我面臨第一次沒有他的感恩節。儘管萬分悲痛，我還是替過節做準備，因為延續傳統對孩子來說是重要的。當時我並沒有很感恩，甚至有些時刻痛恨應該感恩的感恩節，但我認為這是身為母親的義務，也可以藉此來紀念喜歡過節的先夫。

我一大早起床，在展開忙碌的一天之前，帶著孩子跟幾位親近的友人一起跑了五公里。我還記得當時我們在半個多小時內，推著娃娃車通過終點線，這對短短幾個星期前身材走樣的女孩來說，是再好不過的時機。我感謝哀傷推我向前，運動和汗水洗滌全身，使我度過第一個沒有他的節日。

就在我通過終點線，突然想到儘管最近無心感謝，我其實有很多應該感謝的對象。相較我感受的每一絲絲痛苦，有無數多的人經歷更大的傷痛，而我還有兩個漂亮的寶寶和一群愛我的人，我身體健康，體格強壯，而且有棲身之所。

我跟米契度過十五年，雖然我希望擁有更多，但我對已經獲得的產生感恩。那天晚上，我列出人生應該感謝的事物，清單比我原先以為的還要長。感恩的心使我覺得充滿溫暖，儘管只是一下子。感恩為我帶來無數多的恩典，於是有一小塊的我被療癒了。

在你的心被落失撕裂時，很難列出感恩的清單，我也不會假裝這是容易的事，但我認為這件事對你繼續人生非常重要，因此這個星期的作業是「感恩以及如何面對每一天」。希望你這週每一天醒來後第一件事，是找出三件值得感謝的事，之後才下床。寫下這些事，每天記錄，專注在上面，看著你的世界改變。你對現狀的感恩，並不會使落失有所稍減，感恩無法解決傷痛，也無法把過世的人帶回來，但會使此刻的人生更好。

經歷落失後的人生很難變得更好，反倒是沉浸在悲傷中，把自己變成當下處境的受害者比較容易。但是，走這條「好走」的路會使你二十年後依然困在其中：憤怒、不滿、不知所措。你將回顧過去，想著人生究竟怎麼了，到頭來終將充滿悔恨，細數你的藉口。我不希望你這樣，我希望你用健康的方式構築人生，將自己帶離憤恨不滿，朝向感謝。專注在你還擁有的美好事物上，這麼做將使你重獲生命活力。感恩就是這麼有力量。

Week

03 大自然和靜默

花點時間靜下來、獨處，或保持靜止不動，對沉浸在哀傷中的人來說可能是困難的。哀傷的人最熟悉的莫過於獨處，但是獨處和孤獨並不相同。

我永遠忘不了在失去我丈夫才半年後，帶著小女兒到芝加哥的密西根大道，我們步下輕軌電車，來到世界知名的街道。這個屬於我們母女的下午，在這條繁忙的街道，成千上百的人行色匆匆過著忙碌的人生。

我的心往下沉，有種恐怖的孤獨感，被成千人包圍的我可以很肯定地說，這輩子從沒覺得這麼孤獨過，當時的我感覺如此渺小、一敗塗地、難過。

彷彿大家都在忙碌，匆匆過著各自的人生，沒有任何一個人覺察到我的人生在失去米契後變得多麼不堪。被他人圍繞不會使我覺得比較不孤單，很多時候，甚至使你感到更茫然害怕，類似的感覺也曾多次出現在家族聚會，每個人都持續正常生活，而我卻被迫重寫自己的故事。

即使身邊是一群愛我、關心我的人，希望看到我回歸正常，我卻孤單到無法自拔。我也無法忍受孤獨，因為我會胡思亂想，無可避免就又想起失去的，以及多麼想念每天生活中有米契的日子。

我無法告訴你究竟是獨處還是跟一夥人在一起比較好，因為最後我只感到深深地、痛苦地孤獨。過去幾年來，我開始享受獨處時光。這並不容易而且需要漸進，和有關哀傷的一切事物一樣。

我開始體會，在安靜的時刻可以想清楚我希望怎樣的未來，不是我和米契規劃的未來，而是**我可以在沒有他的情況下，創造的未來**。

這個星期，我要你們專心處理孤獨感，在孤單的時候找到平靜，這個新的觀點幫你做好這週優先該做的事，包括「多吃」而不是「少吃」，帶著良好的體能去做「運動療癒中的運動」，以及撥出時間給「快樂」和「個人成長」。

WEEK 3 第三週的小進步

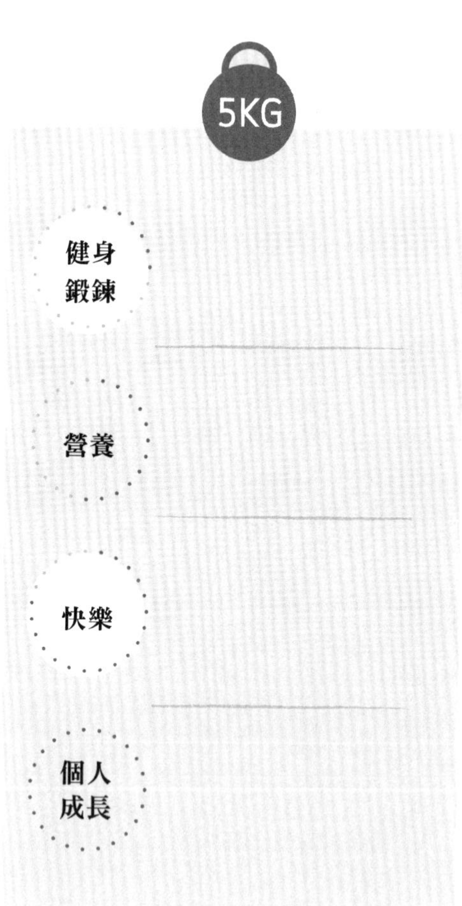

大自然的治療

當我走進大自然，我知道我是一個人，但從不覺得孤單。大自然給我時間反省，讓我把心沉靜下來，聆聽內在的聲音。它使我感到渺小並且給予我啟發，不是透過威嚇和壓迫，而是以它的廣大無邊。大自然讓我想到生命中依然存在的所有美好的事物，以及所有我還可以親身感受的喜悅，大自然有淨化和療癒的功能，給我所需的澄淨，在落失後能大膽邁步。當我用心感受湍急的河流所散發的力量，浪花拍打的節奏，或山徑中動物的聲音，會使我想到我之所以還在世界上是有理由的，至於什麼理由，全靠我去發掘。當我攀上山巔，讚嘆宏偉的景致，我因為身體的力量，更重要的是我的意志力而熱淚盈眶。

大自然會在我們意想不到的時刻，讓我們想到自己的問題，這些問題雖然巨大，但不代表我們再也無法翻身，這些問題是在我們的成長發展過程中，美麗且有助益的一步。畢竟若不是經過壓力、火燒和改變，山不會雄壯，海不會美麗，峽谷也不會寬闊壯觀。可以用大自然來比擬我們經歷落失後的人生。

身在戶外，除了新鮮空氣、啟發靈感與令人自覺渺小的風景外，身體也可以趁機會吸收自然光。太多時間待在室內，可能妨礙身體自我修復，長時間的黑暗和陽光都會影響腦中荷爾蒙的產生，以及最重要的ＢＤＮＦ。**黑暗會刺激「褪黑激素」的生成，褪黑激素能幫助睡眠和鬆弛；而暴露在自然光下能增加「血清素」的分泌，血清素和提振情緒、促進平靜，提高專注力有關。缺乏陽光可能導致血清素下降，且可能增加某些形式的憂鬱**，例如季節性情緒失調（又稱冬季憂鬱症）。盡情置身在大自然中，不僅讓思緒清晰，也會啟發心靈，還可以呼吸更乾淨清新的空氣，補充天然的能量。

無論身在哪裡，都可以發現自然之美。地球上每個角落都有自然的存在，每當你安靜行走在樹下，穿過山中的林蔭或觀賞海浪，你都會想起內在的力量。從一個人走路做起，豎耳傾聽，你將為聽到來自靈魂深處的聲音感到不可思議，別告訴自己，你住的地方沒有漂亮到可以出外享受自然美景，只要你夠仔細觀察，世界每個角落都能提供難以置信的美。

生命季節

人是自然的產物。自然界中有四季。有冷颼颼的冬季，動物、樹木和生物停止活動生長，在寒冷和黑暗中進入休眠狀態。冬天之後是春天，新生命甦醒綻放，萬物從變長的白天和生生不息的美好當中感受溫暖。春天之後是美麗的夏天，動植物盡皆沐浴在陽光中。接著是秋天，樹木的根紮的更深，動物為了即將到來的冬天儲存食物。以為自己一年三百六十五天都必須百分百堅強、溫暖並且強韌，不僅不切實際，而且不符合自然律。

你會有難過的日子，會經歷寒冷幽暗的時期，這時你就停止活動。你有時候也會需要為接下來的旅途休息，此外你也將經歷醒覺、沐浴在陽光中，獲得力量的時期。你是大自然的產物，也可以擁有自己的春夏秋冬。關鍵在把握每個季節，欣然接受它為你帶來的，並且好好的成長。

沒有人一直都沐浴在陽光下，因為陽光不會永遠燦爛。

多吃，不是少吃

接下來是重塑大腦以及健康長壽的關鍵，這會違背你過去所知的健康和健美，而且看似和你認為的成功背道而馳。

請好好聽我說，相信我身為教練所要教你的，也要對我這個曾經體重過重者的親身經驗，抱持信心：你應該多吃，不是少吃。

當然，當我說吃「更多」，是指吃下更多身體需要和想要的東西，而不是一包接一包的薯片或便利店的甜甜圈，我說的是真正能滿足細胞，給你能量和養分來達成目標的食物。

吃更多正確的食物就能活化新陳代謝，使身體開始釋出脂肪，用熱量來製造肌肉和能量，因此，你其實沒有吃更多，但你會以為有，因為真食物有豐富的纖維、維生素和微營養素，使身體獲得真正的滿足。

大量蔬菜、一些瘦肉或許加上一些堅果、豆類或穀物看似吃更多，其實這些食物才是身體渴望的，不僅會重新塑造你的身體，也會改變你的健康和幸福感。

這個星期，我要你開始思考身體如何以最適當的方式運作。當我在輔導學員的時候，注意到「少量多餐」對很多人都很有益處，我建議接下來的幾週不妨一試，看看對你適不適合。目標是每三小時吃小份至中份的食物，晚餐後直到第二天早晨不吃任何東西。**盡可能多次進食，務必包括蔬菜和小量蛋白質，也不要怕吃好的脂肪和複合碳水化合物**。這種飲食方式會使血糖保持穩定，體能不會忽上忽下，你也比較不會被不健康的食物吸引。

當你朝運動療癒邁進時，會需要持續補給身體熱量，來應付未來必定會到來的苦日子，提供身體熱量的最佳方式有很多，從「週期性斷食」乃至「帕孛羅飲食」（Pableo's diet）和「區域飲食」（Zone diet）都是，但目前最重要的是至少要好好的吃，也因此我會建議每三小時進食，之後你可以去了解各種飲食法。記住在落失初期，一定要固定吃而且吃的好，對於你不感到餓或者不再關心吃這件事的時候非常要緊，也是邁向運動療癒之路的又一小步。

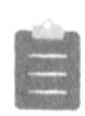

動物的撫慰

我家老大正要滿三歲時，她的爸爸就走了。我跟一般關愛子女的父母一樣，趕緊帶她去接受心理治療，以為藉此能幫她安度這陣子情緒的變化。儘管如此，孩子哀傷的方式不同於成人，幼小的她並不需要傳統治療。於是，我們選擇讓她學習騎馬來取代心理諮商，她愛上了馬，躍躍欲試。我觀察到她和馬在一起時的變化，馬之於她就像運動之於我，給予她非常需要的安詳和快樂。

動物會用不可思議且溫柔的方式幫我們療癒，動物無條件愛人，帶來平靜和喜悅。我發現特別是對我的孩子來說，動物可說是現有最好的治療方式之一，牠們還教我們學會責任感，激發對其他眾生的愛，給予我們純粹的喜悅。此外，這麼龐大有力的動物，需要我們很有能力，才能獲得牠的尊敬和關注。我從女兒每次的課程中，看到她愈來愈有自信，而她和動物之間的美好互動，也似乎為小小的靈魂帶來平靜。

適當的運動體型

良好的姿勢體型，在運動期間對安全性和身體的耐久度，都是極為重要的條件。別想著短期的效果，你應該專注在長期的收獲上，想一想當你七十四歲含飴弄孫之際，想要一副什麼樣的身體，想想你的行動力，和身體負荷力對逐漸老化的重要性，年輕時我們精力旺盛，但過度使用身體造成的傷害和不良的姿勢體型，可能帶來永久性的傷害，特別是膝蓋和肩膀等部位。

我經常以我父親為例說明以上的重要性。在我寫這本書的時候，我爸九十三歲，一輩子體格結實而且活力充沛，他九十一歲時跌倒摔斷髖骨，把我們都嚇壞了，年紀那樣大受那樣的傷，往往是會要人命的，不管是手術時的併發症、感染，乃至住院時期的院內感染。但是多虧我爸平日持續的運動、良好的營養和適當的體型，不到一星期就出院開始復健。復健預定要花六個星期，但是我老爸才三個星期就畢業了，他只用助行器短短幾個星期，肌力就恢復正常狀態，之後行走自如。到現在我父親依然能正常行走，甚至還能開車。

你的身體原本就可以讓你用很久，只要好好照顧，意外發生也能應付裕如。

鍛鍊身體不是只為今天，而是為了一輩子活得輕盈自在。

運動時務必採用正確的形式，以免受傷或限制身體活動的能力，此外，每個動作都要極盡身體最大的活動範圍，身體的活動範圍往往因為受過傷或是單純老化而受限，隨著年紀增長，我們也要使每個關節、肌腱和肌肉保持在良好的活動狀態，運動的時候，要以良好的體型持續提高靈活度，如果體型不佳卻舉啞鈴之類的重量，久而久之可能會受傷。

舉重的幾個重點，是舉起時的呼吸。**舉起之前先吸一口氣，然後一面舉起一面吐氣。注意脊椎從頭頂到下背部保持中正，不可以駝背或拱背。**想像背部綁了一根掃帚，頭部、中背部到下背部都接觸那根掃帚，舉起時核心保持緊實狀態，也有助於穩定下背部，防止對下背部造成壓力。膝蓋保持微彎能減輕膝關節壓力，讓你在運動時血液得以循環。記住，**運動時比較重要的是達到最大「活動角度範圍」和良好的「關節活動力」，增加「重量」則是其次。**關鍵是不要傷到自己，但因為你是藉由運動來克服哀傷，因此，選擇可以繼續朝著體力和最佳精神狀態、情緒健康的運動來鍛鍊。保持健康才能以健康的方式療癒。

第三週練習：晨間冥想

你要嘛是天生的晨型人，要嘛不是。我在開始健身鍛鍊前，從來不是晨型人，每天起床時總是急急忙忙，特別是當了媽媽以後。

這不是身在哀傷中的人所特有的。我想大部分的人都有同感。一大早開始就沒什麼好事，時間已經不早，無暇顧自己。我們從兩腳踏上地面的一刻就感到壓力，滿腦子只想著應該為別人做什麼，無論是工作壓力、孩子的壓力還是哀傷帶來的壓力，我們都在完全不對的感覺和意念中展開一天，一路榨乾我們的精神。

要讓早晨生活有一百八十度轉變，要刻意在小處改變，光是幾個小小的改變，可以讓一整天完全不同，帶你朝正向前進。

這個星期的作業，靈感來自哈爾・埃羅德（Hal Elrod）的著作《奇蹟的早晨》（*The Miracle Morning*），我非常推薦用這本書幫助個人成長。我通常每天都會做書中提到的事，只是我會集中在早晨做完，使我更加積極正向。

這些晨課不見得容易，卻能轉變你對每一天的感受，就像每天把鬧鐘提前設定半小時一樣容易，關鍵是絕不按下「延長提醒」。我明白這對睡眠不足的人來說並不容易，但如果你痛下決心，結束惡性循環，早起會愈來愈輕鬆，特別是當你開始看到明顯成效的時候。

你一起床就做以下幾件事：

① **伸展：在床上輕輕伸展，當你站起時，繼續伸展一至三分鐘**。啟動身體的方式，要對接下來的一天都有益處。伸展運動能促進血液循環，使你專注在自己的感覺和呼吸上。

② **喝水：喝一杯大約二百四十毫升的冷開水，可以的話加點檸檬**。檸檬對健康有許多好處，能刺激新陳代謝，幫助消化。

③ **閱讀：拿一本書來閱讀五到十分鐘，若偏好聽有聲書也可以**。我個人喜歡有聲書，可以讓我用不同的方式吸收書中內容，而且不會令我昏昏欲睡，這純屬個人選擇。任何書都可以，光是刻意撥出時間給自己，就可以立刻正向的啟動今天。早上我喜歡閱讀反省和個人成長的書，幫助我在一天中完成更多事。

④ **寫日記：找一本筆記本，花五至十分鐘寫下心裡的話**。不要預設或批

判內容，你可以寫寫昨天晚上的夢、對落失後的生活有什麼想法、離你而去的那個人有哪些特別的小故事、你對今天的期待，或是那個特別的人有哪些你最懷念的事，重點是把感情、想法和意圖寫在紙上。寫日記是接觸內在情緒的好辦法，幫助你有效療癒。書寫也讓你清楚今後的打算。

⑤ **聽音樂：找些感動心靈的音樂，在你書寫的時候聆聽**，可以帶來寧靜，鼓勵你好好過一天。我個人偏好在一天的這段時間，聆聽古典樂和樂器演奏的音樂。

⑥ **冥想：**有無數多免費的應用軟體（App），能幫你**每天早上花三至五分鐘冥想**。你可以透過冥想展開一天，專心思考今日的目標或想為自己設定的心情，冥想讓腦袋沉靜，使你專注內在的聲音，冥想也能舒緩焦慮、恐懼和憤怒。冥想好比在狂風暴雨的大海中央有一座小船，在洶湧的波濤上載浮載沉，想像自己潛入水面下幾百英尺，試圖讓底下的水平靜下來。冥想對腦和身體的功用類似於此，或許你的心如萬馬奔騰，總是靜不下來以致焦慮——就像你在狂風暴雨中翻滾，如果

可以**透過冥想潛入內在，你會在當下的意識表層下找到寧靜，如果能夠每天接觸腦部安靜的部位，你將找到更多寧靜、更清楚人生的目的且更加成長，迎向信心滿滿的未來。**請注意，冥想跟其他事情一樣，要花時間和練習才能熟練，但值得努力。一次一小步，每個星期延長一點時間，不久你會想知道，以前沒有冥想帶來的寧靜，究竟是怎麼活過來的。冥想對腦部很有益處，新興科學正在證明冥想不僅使人放鬆，能舒緩焦慮和壓力，且有助於腦部成長和發育。冥想不再被視為某種新時代的風尚，許多企業界的成功人士如亞利安娜・哈芬登（Aerianna Huffington）也會練習冥想，因為真的有效。

⑦**實證而強化信心：**每天早上，**拿起紙筆寫下你最愛自己的三件事**，作為第二週感恩日記練習的延續。你是自己最棒的支持者，所以必須**認識自己最好的特質，從中找到信心持續成長。**每個人都有些擅長的事物，也有些愛自己的理由，現在就專注在這些好的地方，久而久之你會相信沒有什麼能阻擋自己。

或許困難，但我希望你在寫作業的這半個小時，盡量不要跟人交談或互動，不要看電子郵件或上社群網站，也不要拿起電話或電腦。當全世界還在睡覺的時候，把這段時間當作是你專屬的。

這三十分鐘給你機會去處理哀傷、成長、療癒，或許也是你一整天唯一有機會單純做自己，做對心靈最好的事的時間。這也和本書所有家庭作業一樣需要練習和用心，你正在努力創造最好的你，而這是需要時間的。

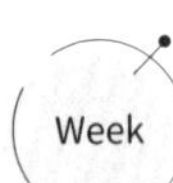

04 專注於自我

人生中經常會跟別人比，也正是人受苦的最大原因。我們在乎別人的成就、成功、表現出來的快樂；我們貶低自己的過去和人生，把自己弄成一副慘兮兮的模樣。問題是，當我們做比較和做出假設的時候，並沒有看到所有的事實，我們不知道別人曾經熬過多少痛苦，付出多少努力，也不知道別人要做多大的犧牲，才獲得他們表現出來的成功，光鮮的背後有更多不為人知的事。而我們花時間拿自己的履歷跟別人比，殊不知別人早就把所有痛苦的成長歷練從履歷上抹去，我們卻自己鑽牛角尖，鬱鬱寡歡。

社群媒體讓情況更加惡化，因為我們每天被迫在媒體頻道上，面對他人最光鮮亮麗的部分。人只會把想要給別人看的拿出來，小心翼翼略過一路走來艱辛的部分。前面提過，每個人的人生都不容易，沒有人逃得過這輩子痛苦的部分，因此請關注自己，別去想別人怎麼過每一天。只有你能決定你怎麼過自己的人生，而內心寧靜的好方法，就是專注於自己。

哀傷也是如此。我們會在哀傷的階段、痛苦和前進的進度上跟別人比，根據個人的落失和關係的長久，問是誰比較慘，誰比較苦。

但是，你的痛苦和我的痛苦，無法被放在同一個天秤上。我很久以前就把天秤扔了，當你衡量或比較誰最痛苦時，也錯過機會去愛另一個人，或是彼此扶持度過人生最艱困的時刻。這本書不是要來衡量你心碎的程度，因為我的歷程不同於你，我無法衡量我從未走過的路，你也無法衡量你從未踏上的路。

我為你遭遇落失的痛苦感到遺憾，我為你人生的意外大轉彎感到遺憾，我不會比較誰悽慘。相反地，我會請每位讀到這裡的讀者照自己的方式、自己的規則過生活。無論你喪失多少未來、摯愛或另一半，別讓這件事阻止你，使你無法善盡餘生的每一刻。這週你要專注在**你唯一應該比較的對象，那就是你自己**。

你將記錄你的巨量營養素，看你吃的怎麼樣，這些營養素對你的體能有什麼影響。此外，**你將逐日記錄飲食，對每天吃的東西有更多覺察**。最後，你將閱讀更多關於行動能力的內容，以及了解當你逐漸朝向健身鍛鍊目標邁進之際，提高身體的柔軟度和身體活動範圍的重要性。

當然這不是競賽，但是透過比較自己每週的進度，你將從穩定成長中獲得滿足，這要比任何外在的衡量標準都讓人有成就感。

WEEK 4

第四週的小進步

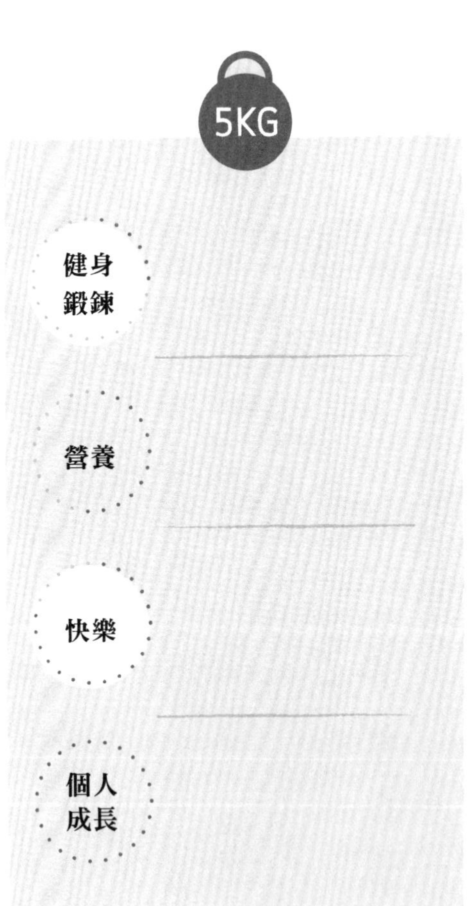

別再比了！

我不僅希望你別再跟別人比哀傷，也希望你別跟人比健身鍛鍊。我在教導學員時經常看到這個現象，只要其中有人有了很顯著的效果，團體中其他學員就會開始垂頭喪氣，這種事發生時總讓我很傷心。因為身為健身教練，我很清楚每個人對某種鍛鍊模式的反應都不同，唯一值得比較的是鏡中的自己。衝勁十足的人效果比較顯著快速，有些人則是具備肌肉記憶，幫助身體快速反應，還有些人是協調性佳，身體很快就跟上來。因為別人成功而備感壓力的人，是在貶低自己的努力，因此，我會善意提醒他們，每個健身鍛鍊的歷程都不同，他們必須專注在自己生活上的成就。

我也提醒他們**要看看「非量化成就」，例如體態變好、整體更有力、體能增加、更快樂，專注在已經有多少進展，而不是認為自己還需要進步多少**。

我非常樂意幫大家消除跟人比較的傾向，因為我自己也曾無意造成學員的比較。我曾經接到幾封令我傷心的電郵，上面寫著：「蜜雪，我到底哪裡做錯？我不像妳那麼快就在落失後找到人生。」或「我沒有做對。妳比我快多了。」

當我讀到類似電郵和意見時會很傷心，因為我所經歷的一切，不是要被當作成功克服哀傷的門檻（好像真有這種東西似的），只不過是一個女人的個人經歷罷了。我的作法不等於標準答案，充其量只是我的作法。

所以，當你看到別人經歷哀傷，試著別拿他跟自己比較。盡量別問自己做錯了什麼，或者他們做對了什麼。相反地，把每個遇到的人視為正面和反面的教材，看他們的經歷有什麼可以給你。有些人教你愛和堅忍不拔，有些人給你希望和陪伴，為你帶來祥和。

在你的歷程中，你也會面對一些老師告訴你處理痛苦的錯誤方式，你會看到負面思想、尖酸刻薄和怨恨，這些和正面的教導一樣都可能出現在你身邊。記住，**每個人都必須照自己的步調、自己的方式，參考自己學到的教訓來克服痛苦。**

巨量營養素

接著來到食物的重要性，分析進入你身體中的營養素，你就明白營養素對身體的感覺有多重要。

「巨量營養素」是指蛋白質、脂肪和碳水化合物三大類。相對的，「微量營養素」是維生素和礦物質。關於每天分別攝取多少百分比的巨量營養素，這方面的見解相當分歧，但我要從最好的生活品質以及達到最適健康狀態的觀點來說，而不是成為健美先生或小姐，或者參加馬拉松賽跑。在提出每種巨量營養素的建議攝取量之前，先來談談身體為何需要每一種巨量營養素：

① **蛋白質：**蛋白質是整體健康的關鍵要素，也幾乎是身體每個細胞所不可或缺的。身體利用蛋白質來建構和修復組織，製造和維護肌肉群，生成胺基酸、賀爾蒙等重要的身體化學物質。蛋白質也是骨骼、軟骨、皮膚甚至血液的基礎。由於我們的身體無法儲存蛋白質，必須每天適度的補給，每天攝取的熱量中，應該有百分之二十五至百分之三十來自蛋白質，才能達到最佳的健康狀態。

蛋白質的來源

蛋白質的來源很多，像是肉、魚、乳製品、蛋類、豆類、堅果醬、堅果奶和種子。你也可以在蘆筍、綠花椰菜、高麗菜、馬鈴薯、菠菜等蔬菜，以及卡姆麥、藜麥、斯佩爾特小麥和苔麩等穀類中，攝取到適量的蛋白質。

盡量從不含油脂的來源攝取蛋白質，當你從牛肉和豬肉這種脂肪較多的肉類攝取蛋白質，而佔掉所能攝取脂肪的百分比，就幾乎沒有餘地可以攝取好脂肪，如酪梨、橄欖油和鮭魚。攝取各種脂肪很重要，因此要盡可能吃脂肪含量低的蛋白質。

② **脂肪**：還記得八〇和九〇年代，有人嚴正警告大家，把飲食中的脂肪全部捨去？還記得食品業者販賣一大堆加工過的零脂和低脂食品嗎？不幸的是，這些食品添加了人工甜味劑、色素和調味劑，來取代去除脂肪後的味道。這類食品的問題，除了在食物中留下明顯沒有好處的化學廢物以外，對於身體在某些功能運作中極度需要脂肪時，也毫無幫助。史蒂芬妮・杜辰（Stephanie Dutchen）在《脂肪在體內做什麼》（*What Do Fats Do in the Body*）中解釋：「太多膽固醇和其他形式的脂肪可能使人生病，健康飲食要留意高脂食物的攝取量，這點是常識。身體運作需要一定量的脂肪，無法自行製造出來，必須從食物攝取優質脂肪。」

「三酸甘油脂、膽固醇和其他必須脂肪酸，都是身體無法自行製造的脂肪。脂肪能儲存能量，保護重要器官，扮演傳信者的角色，幫助蛋白質發揮功用，並啟動化學反應，控制成長、免疫功能、生殖等基本新陳代謝，此外，也能幫助身體儲備某些營養素，維生素A、D、E、K等脂溶性維生素，都被儲存在肝臟和脂肪組織中。」我不確定是不是有很多消費者能明白脂肪對整體健康有多重要，特別是脂肪在人體吸收維生素方面的重要性。

根據《哈佛健康期刊》（*Harvard Health Publication*）：「好的脂肪主要來自植物油、堅果、種子、酪梨和魚，和飽和脂肪不同的在於碳鍊連結的氫原子較少。**健康的油脂在室溫下呈液態而非固態，有益的油脂大致分為兩類——單元不飽和脂肪和多元不飽和脂肪**。當你在義大利餐廳拿麵包沾橄欖油，攝取到的多半是單元不飽和脂肪。好的單元不飽和脂肪有橄欖油、花生油、菜籽油、酪梨油和多數堅果，以及高脂肪紅花及葵花油。多元不飽和脂肪為必須脂肪，身體的正常運作需要它，卻無法被身體製造，因此必須從食物攝取。多元不飽和脂肪可用來形成細胞膜和神經外圍的包覆，諸如血液阻塞、肌肉運動和發炎，都需要多元不飽和脂肪。」

食材超市幾乎不缺好脂肪，好脂肪到處可得，含有好脂肪的食物洋洋灑灑一大串，而且都很美味。不妨每天變換脂肪的來源，如果你喜歡乳製品，請享用有機草飼牛奶和乳酪，但也請預留空間給植物性油脂，像是酪梨、橄欖、堅果和種子。我建議每天攝取熱量的百分之二十至二十五為有益健康的油脂。

③ **碳水化合物：**這又是個被食品業者妖魔化的食物類別，忽然間每樣東西都成了無麩質，人們對碳水化合物避之唯恐不及。很多人在短時間內完全戒掉碳水化合物，以為這麼做就能永遠避開它，他們快速減去許多體重，一如大多數「減法飲食」般，然後某一天又破戒一口氣吃下整個披薩或一整條麵包。換言之，他們的身體失去控制。吃下曾經被削除的食物，會導致消化吸收變得更困難，到頭來反而胖更多，更糟的是隨之而來的悔恨和自我厭惡，不斷抱怨自己做錯事，之後是幾天甚至幾個星期的情緒性進食。除非你經證實對麩質不具耐受性，否則我不建議你將所有碳水化合物，或是一整個食物類別從身體中去除。**身體需要碳水化合物來製造能量，好讓頭腦清晰**。糖、澱粉和纖維中都含有碳水化合物，我建議碳水化合物佔每天攝取熱量的百分之五十至五十五，而且盡可能以蔬果為主。

巨量營養素的目標比重是以一整天為單位，不是每一餐。最好是每餐都具備所有食物類別，之後再以點心補足欠缺的某類巨量營養素以取得平衡。關於蛋白質要特別注意的是：任何一餐的蛋白質攝取量要略低於全天目標的三分之一，以免超過身體有效和安全處理蛋白質的能力。

記錄每天的食物

我也要請你在這週記錄每天吃的東西，但不要計算熱量，也不要為自己設限。這麼做的目的，是觀察攝取的各種巨量營養素，清楚知道你每天放進身體的巨量營養素各佔多少比重。你可以選擇用免費的網路計算機來記錄食物，這類應用程式能快速、容易且有效率追蹤飲食習慣，也使你方便掃描食品標籤，這些應用程式的資料庫，包含雜貨店和許多既有餐廳等幾乎所有選項。

追蹤這些巨量營養素會讓你眼界大開，使你的整體健康狀況和心情變得更好，當你明白自己把什麼東西放進身體，就會明白身體最適合吃哪些食物。

食物給你什麼感覺？

本書的宗旨之一，是幫助讀者了解食物和感覺之間的關聯，由於食物對情緒的影響甚鉅，因此，有必要知道如何把食物作為處理哀傷期間的工具。一如所有跟健康和體能有關的事，在此我也不會告訴你，吃的好能解決哀傷，因為並不能。**有益健康的食物不保證能解決問題，但有助於撫平難免發生的情緒起伏。**情緒一定會到來，沒辦法避免，老實說我還希望你去感受這些情緒呢。

食物對情緒的特殊效果，或許會令你大吃一驚。嚴重的糖成癮對身體和情緒可能造成的問題，要比你察覺到的還要厲害，**糖會令你生氣、難過，或造成頭痛、思緒不清等身體副作用；食品化學物和色素可能導致關節痛或胃不舒服，甚至致癌。**當你不斷外食，試圖滿足不舒服且感到匱乏的身體時，不均衡的營養可能導致體重上升。除非你願意花時間觀察並認識食物對你個人的影響，否則你永遠不會知道發生了什麼事？應該怎麼辦？**了解你對食物的不耐受性、過敏和厭惡感，以及食物和基因的相互作用，就會知道哪些食物令你舒服、哪些令你難受。**在你經歷落失後的人生，攝取的食物要使你成為最好的自己。

讓心情變好的食物

在考慮到情緒健康的方面，有些優質的食物可以選擇：**野生鮭魚**等脂肪含量高的魚類富含omega-3脂肪酸，已經被證實能緩和情緒失調。**燕麥片**等全穀類為腦部提供葡萄糖，這是能量的主要來源，幫助調整血糖的忽上忽下。複合碳水化合物如**鷹嘴豆和藜麥**能緩慢釋放葡萄糖，為腦部提供穩定的燃料。**火雞和雞**的瘦肉蛋白質有時被稱為「天然百憂解」，有助血清素的含量保持平衡。最後，**綠色葉菜**也很重要，因為其中含有大量葉酸等維生素B，一旦缺乏往往較容易憂鬱和疲憊。

提高行動力和靈活度

本週的健身鍛鍊，重點是身體的行動力和靈活度。行動力是身體可以自由移動的能力，我認為傷痛的過程中，十分需要行動能力和刻意使自己動起來。你被要求去創造一個你沒有計劃過的未來，而創造新的常態、計劃未來，需要跳脫目前的安穩和舒適度，我們有時可能會做過了頭，逼迫自己太快走出傷痛，或從事激烈運動以致讓自己受傷。我建議寧可多花點時間，慢慢提高自己的行動能力，到頭來可以回顧過去，為自己的進步感到不可思議。

年輕時，身體的靈活度或許不是問題，隨著年華老去就愈來愈重要。我會說這是影響體能狀態最重要的因素之一，如果不具備好的靈活度或活動能力，你會感到行動較為困難，並且產生平衡感、背部和頸部等問題。

大多數專業的體能訓練師認為：腳踝是行動力較弱的部位。這可能歸因於社會的幾個因素，包括每天都坐著而導致阿基里斯腱變短，穿高跟鞋也會自動縮短阿基里斯腱。當你在做下蹲運動時，如果感覺到腳踝的靈活度受限，這往往就是因為阿基里斯腱變短的緣故。你可以每天做簡單的伸展運動來改善，（可以在運動療癒入口網站上，找到幾個伸展運動的範例）。

體態也可以明顯看出身體的靈活度。我們大量使用電腦工作或用手機傳訊息，導致肩膀前傾，你可以透過簡單的運動把肩膀拉回去，這對逐漸老化的我們來說無比重要。可以每天肩胛骨沿著牆壁往下滑，對打開肩膀和胸廓最有幫助，也能站得更挺：簡單背靠牆站立，包括臀部和上背部在內的全身接觸牆面，雙臂向外舉起呈四十五度角，手肘和手背碰觸牆壁，接著與牆平行移動。將手向上滑動同時接觸牆面，之後再將手向下滑。做十次。

膝蓋和臀部的行動力，對逐漸老化的我們來說也很重要。在我們一生中，膝蓋和臀部要帶我們去很遠的地方，所以要好好照顧它們。關於膝蓋的鍛鍊：雙腳併攏站立，放一條捲成筒狀的毛巾在兩膝之間。順時針和逆時針轉動膝蓋，每個方向五圈，這麼做可以提高膝蓋韌帶的彈性和橫向運動。

至於臀部可以怎麼活動：雙手雙腳跪地，將右膝舉起向右，接著膝蓋轉一大圈，順時針和逆時針各一次。每一側緩慢做五至十次。

把身體和人生的前進，想成更高靈活度的練習，鼓勵自己超越舒適度，同時注意安全，擴大進步成長的能力。隨著年紀增長，你會愈來愈不在意可以舉起多重，能夠跑多遠，「行動能力」和「靈活度」會逐漸成為生活的核心，而你將很開心自己把它們作為體能訓練的關鍵要素。無須每天花好幾小時，光是幾個適時的動作，就能省掉好幾年的挫折感。

第四周練習：記錄食物給你的感覺

幾年前，我決定開始逐日記錄改變體力的食物，記錄我的各種疼痛，以及頭痛等反應。我做了幾個星期，發現穀類會造成膝蓋疼痛，精製糖使我偏頭痛，吃下去會很飽的食物如義大利麵和麵包使我昏昏欲睡。

在我個人的進化過程中，發現這輩子一直對乳製品過敏，也是我好幾段時間病得很嚴重卻診斷不出來的原因，乳製品造成我嚴重的胃部問題、麻疹等一堆棘手的健康問題，例如面皰和鼻腔感染。

當我的生活不再有乳製品後，健康大幅改善，我也在自我發現的過程中，了解生食葉菜、蔬果和種子使我能量飽滿、快樂且充滿鬥志。了解這些有益健康的食物不僅使我看起來更健康，也感覺更健康，這是何等了不起的發現啊。

這個星期的作業，就是記錄每天的食物，觀察身體對各種食物的反應。你是否有任何負面反應，如頭痛、體力不濟、身體疼痛或是到下午就提不起勁？什麼食物讓你覺得舒服、神清氣爽、充滿能量或者更有力量？

這可能要花很多時間，但別用時間作藉口，而不去搞懂自己的身體喜歡哪些食物。你只能靠身體繼續活在世界上，當你了解吃哪些東西會令你多不舒服，以往需要努力才能抗拒的食物，如今離開就變得容易多了。

每餐後只要花短短五分鐘，在吃完那一餐後一至兩小時內檢查身體的感受，先從頭部往下，注意你的體力、情緒、壓力以及快樂的程度，你會發現一切都是相互關聯的，而這樣的認識，在你經歷傷痛的過程中會有幫助。

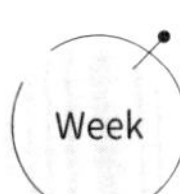

05 休息

在先夫飛機失事後的一年間，我幾乎夜不成眠。通常我會因為晚上睡不著而整天累得要命，於是我會藉由吃喝來保持清醒，設法度過一天。到了晚上我又睡不著，腦子停不下來，想得不外是失去丈夫的傷痛、為自己未來感到難過、悔恨、罪惡、恐懼，以及寂寞。當我躺下睡覺時，腦中會浮現更多景象，於是我翻來覆去，最後只能放棄，隨便做些事打發時間，直到天亮。

這種模式持續了幾個月，疲憊使我更難過，我的腦袋一片模糊，也不太想在落失後過好自己的人生。多數的夜晚我睡不到四小時，我會醒著直到每天做的運動耗盡體力，總算才獲得非常需要的睡眠。

我不希望你有類似經驗，至少我想用幾個可行的步驟，幫助你緩解這個再熟悉不過的現實狀況，睡得更好些。這週我們將談論情緒和身體的休息在復原期間的重要性，也探討你該努力作好的另一個件事：獎賞。

你會發現本章的篇幅比其他章短很多，這是我刻意的。用這個星期休息、復原，並獎賞自己一切的進步，煥然一新進入下一週。

WEEK 5 第五週的小進步

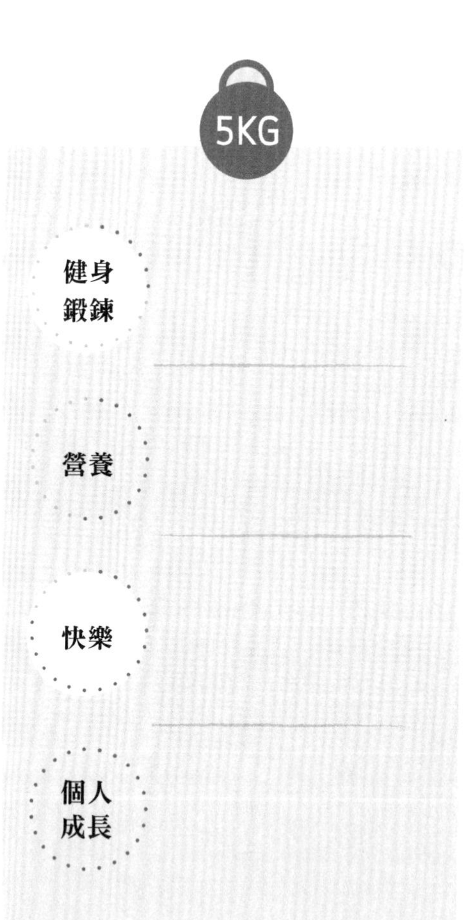

休息個夠

你已經明白睡眠對健康、情緒和心理健康的重要，如果你正在努力從事健身鍛鍊，休息也同樣不可少。健身鍛鍊會使人上癮，而這是最有益健康的癮頭，只是要適量。我很高興看到你一週的每天都活動身體，但不表示你每次運動都要賣力訓練，這是我不樂見的。有時候放一天假不鍛鍊，到大自然中悠閒自在地走一走，對疲憊的身體來說是最好的選擇，休息的日子還是可以從事各種瑜伽（例如修復瑜伽），暢快游個泳，或是爬個平緩的小山，都能為身心補給能量。

即使休息還是要「動」，我不希望你完全不動，只是要你別去健身房或去上魔鬼訓練的課程，讓肌肉有時間修復。

高品質的睡眠

運動應該會使你夜裡比較好眠。我必須再三強調，休息對於面對落失的人來說有多重要，身體會趁你睡覺的時候進行修復，肌肉會重建，心靈會把不再需要的資料消除。缺少高品質的睡眠可能會使你產生更多負面思維，做出對自己無益的行為，使你異常渴望加工食品和含糖食品，可能造成膽固醇上升，可能使你產生胰島素抗性而導致體重上升，並且攝取較多高脂肪的食物（而且不是好的脂肪）。當你沒有足夠高品質的休息，會像滾輪上的倉鼠，日復一日做著同樣有害的事情。但是，**訓練過度也會使人更容易失眠並且受傷**，所以，與其讓健身鍛鍊耗盡精力而放棄，不如聰明一點，一週訓練二至四天，幾天是自由活動的休息日。

第五週練習：獎賞自己

我不是非常物質主義的人，但我對新鞋子難以抗拒。訓練了一陣子，健身鍛鍊確實已經進入生活中的優先事項後，我決定獎賞自己一雙新的索羅門登山鞋，穿上它去爬我一直想征服的山。

這雙鞋子超級好穿，讓登山的體驗更美好，這時我忽然想到，這些年來我一直都用錯誤的方式獎賞自己，食物不該用來獎賞自己的成功，美好的登山經驗才是滿足心靈的絕佳獎賞。雖然我熱愛美食，也希望你享受美食，但美食絕不該被用來獎賞人生中成功的里程碑。

食物只是食物，不應該操縱你的情緒，不再用食物當人生的獎賞，才能重新建立你對食物的看法。這件事知易行難，需要練習，也因此成為本週的重點。

選定一個目標，這個目標要和健身鍛鍊、營養或落失之後繼續人生有關，然後想一個非關食物的獎賞，完成目標時送給自己。舉例來說，目標可能是一整個月每週運動四次，當你達到的時候，就買給自己一雙運動鞋。

如果目標是吃真食物或記日記，來幫助你找到前進之路，獎賞是爬一座你一直想去爬的山。如果目標是把失去的那個人留下來滿衣櫃的東西扔掉，獎賞是去針灸或按摩，使你在完成艱難任務後鬆開身體的緊張。

你可以設定讓人生前進、有益健康的目標，目標和獎賞的種類說也說不完，然而一旦你連結獎賞和冒險、新機會以及使人生朝向你希望的方向前進，你就會勇往直前。**你可以用任何東西作為獎賞，只要有益健康而且非關食物就好**。

獎賞自己的方式很多，不必出外吃大餐也不必跟朋友暢飲，把獎賞變得好玩、健康並且充滿啟發，你就會一直保持動力。

按摩的好處

按摩是很棒的獎賞，我們往往把按摩療法歸類為「奢侈享受」。其實按摩對健康有無數的好處，能舒緩壓力、促進血液循環、改善睡眠品質乃至降低血壓，按摩應該被視為實踐身心靈整體健康的一部分。

除了對健康的好處以外，按摩對悲傷的人也有實際的好處，人類互動和接觸，對身心整體的健康無比重要。我在喪夫後第一次按摩時盡情大哭，被碰觸的感覺實在很好，接受按摩治療的哭泣，令我的內在平靜許多。

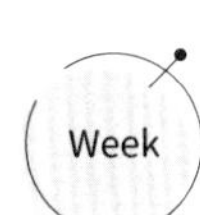

06 新常態

落失最困難的，是失去你和過世的那個人一起規劃的未來。我的好友，也是《第二次最初》（*Second Firsts*）的作者克莉斯提娜・拉斯穆森，稱這種現象為「無形損失」，無形損失在落失之後發生，處理起來往往很痛苦。

尤其少了生命中另外一個人之後的你，將要面對無數個未來的紀念日、生日或是孩子的畢業典禮等重要的日子。你一定要重新創造自己，一個生命中少了某人的你，還是要為自己的未來打造新的計劃。

社會告訴我們：哀悼傷痛最困難的是在面對某人的死亡，但其實不只如此，無形損失會在各方面接踵而至。剛開始一部份的你似乎活在平行宇宙，你來回穿梭在過去的實像和新的實像之間，但都不完全存在於兩個世界中。

除了依循時間向前走以外，似乎無法讓這個過程變得容易些。請務必接納這些感覺和情緒，了解幾乎每個身在哀傷中的人都會經歷這樣的過程。這些感覺並非異常，你也不應該為此羞慚。

經過五個星期的運動療癒後，你將用第六週替未來持續的成功打好基礎，包括管理好自己的傷痛，同時達到健身鍛鍊的目標。這不是一蹴可及，而是需要每天調整，使你愈來愈適應新的生活方式。

一段時間後，你會愈來愈習慣落失後的新生活。你再也回不去失去摯愛前的生活，但你正學著活出新的常態，平靜面對現實，不讓它影響你。新常態包括一部分舊常態，只是背景換了，相片中少了一個重要的人，最初那幾年你可能會從陌生的制高點看待自己的人生，一方面觀察過去的生活。當中有你失去的那個人，同時也觀察現在的人生，當中有在那之後出現的任何人事物，你看見一切、感受一切，只是兩個世界都有點彆扭。

新常態包括你從不曾有過的了解。這樣的理解會使你保持在平衡狀態，心有定見，並且察覺你在這地球上的時間是短暫且相對渺小，新的常態使你活得更寬闊，照自己的夢想走，並且以無法言表的方式來愛。

重大的落失後是更偉大的宏觀。你的感受更深刻，愛得更完整，平靜面對每一天，因為你知道問題的大小完全存乎一心。

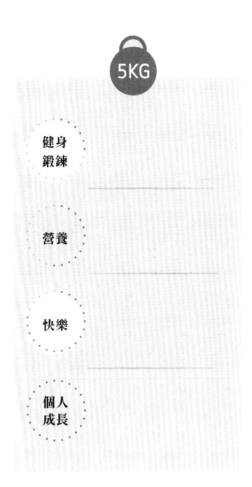

WEEK 6 第六週的小進步

5KG

健身鍛鍊

營養

快樂

個人成長

外食也可以健康

到了某個階段，你可能已經準備好出外從事社交活動，這在美國文化往往等於「晚上開心用餐」。但我經常聽到學員表示：因為希望體格結實苗條，所以再也不能跟朋友在外面享用美食。我通常會哈哈大笑，跟他們說這只是藉口，外食還是可以擁有健美的體格，我同意外食比較難吃到有益健康的飲食，但這一切終歸你選擇吃什麼、食物的調理方式，以及點菜時一些基本常識。

到你家附近喜歡的速食餐廳用餐，或許不是最佳選擇，但即使如此，你還是可以比過去的你更有健康概念，在這家餐廳選擇較有益健康的食物。我希望你遵八〇／二〇的生活方式，把這個原則融入每天的生活。

外出前可以做的第一件事，是試著上網尋找菜單。做好準備能確保你不致偏離課程。找到菜單後尋找最佳選擇，像是雞瘦肉（不含奶油醬汁和麵包）、魚、蔬菜和綠色葉菜。用餐時喝適量的水，細嚼慢嚥，因為**胃需要大約二十分鐘，才能傳達你在進食的訊息到腦部。避免以奶油白醬為基底的餐點，也盡量少吃油炸物，或使用大量醬汁、勾芡和用白麵粉製作的碳水化合物，多選擇色彩豐富、高**

纖食物。我最喜歡點一大份沙拉，裡面有蔬菜和堅果，上面是炙烤的蛋白質，這麼做幾乎不會出錯。

你可以請餐廳服務員不要使用奶油、食物不要太鹹，大部分的餐廳都會樂意照辦。不要為類似的要求感到不好意思或丟臉，或許偶而會遇到態度不佳的店員或廚師，但七年來我要求的修改，全都得到親切且樂意協助的反應。好消息是當你走出餐廳時，你會感到飽足，但又不會太撐或者不舒服。**在你把對的食物放進身體時，身體就會做出對的事**。

接下來，你對於經歷落失後外出，有什麼感覺？你是否很難走進外面的世界，是否會渴望不要孤零零走出你家大門？好消息是，這跟哀傷過程中的每件事情一樣，完全因人而異，無所謂對錯。我還記得多半時間我都很討厭獨自一人，盼望有機會跟朋友出去，感覺自己是一般人。

這是一種逃避，讓我覺得自己沒那麼孤單。另一方面，我知道有些人連起床都有困難，想到出門就產生抗拒感。盡量別批判個別狀況，記住人生終究會進入新的常態，現在該做的，是所有對你最好的事，即使是前進一小步，對接下來都有很大的好處，或許你可以跟好友喝杯咖啡，從這裡開始。

RECORD

體能評估記錄

	WEEK 1	WEEK 6 期中檢測
深蹲 次/min		
登山者滑步 次/min		
伏地挺身 次/min		
平板式 持續時間		

來到中場

第六週結束，正式來到十二週課程的中場。本週最後一天要再次測量身體的數據。你也可以跳上體重計，但為了客觀起見，希望你別這麼做，因為出現的數字不會告訴你：在經歷落失之後，你在人生中跨出多少過去所沒有的勇敢步伐，也不會告訴你，拿回人生主導權的你是多令人不可置信，更不會告訴你，目前為止你所做的是多麼可貴，這些事多麼困難。

只要測量身體的數據和拍照，而且一定要寫下目前為止三至五個無法被量化的成就。在社群媒體上標註 #healthyhealing，好讓我為你的成功加油鼓勵。

緊急食物工具箱

你必須做好準備，才能成功走完這趟身心康泰的旅途，如果你沒有準備就一頭栽下去，每次都將注定失敗。你會感到飢餓、無所適從，盯著速食餐廳或便利超商的門猛瞧，或者索性到食物儲藏櫃裡翻找，立刻解決飢餓的問題。記住，攝取真食物對健康和情緒的健全都很重要，因此你要準備好幾種零嘴，幫助自己熬過下一頓簡餐前的時光。

我的身邊隨時都有食物。只要稍稍準備，其實非常容易。我會把小包裝的堅果像是杏仁果、胡桃和腰果放在錢包，如果我某一天會長時間不在家，就會事先切好蔬果，裝進小型冷藏箱或攜帶型餐盒。我也會把蛋白質像是雞肉、火雞肉、雞蛋或魚裝進袋子帶走，或是單份花生醬、杏仁醬或鷹嘴豆泥。

還有一種方法，能讓食物選擇變得比較容易，就是利用週末替下個星期準備食物。撥出一兩小時烹煮蛋白質、切蔬菜和水煮蛋確實要花時間，但只要做了這些準備工作，下個星期就更容易照著計劃走。我通常會烹煮幾副雞胸肉和火雞胸肉、幾盎司的魚（我會調味後再烤，使肉不會乾柴），等肉涼了後裝進袋子，或者以四盎司為單位儲存（大約拳頭大小），當正餐或點心都可以。

我也會把新鮮蔬菜全都洗好切好，出門前抓了就可以上路。也可以利用這一天製作一些新鮮的鷹嘴豆泥和莎莎醬，只要能使下個星期的計劃順利進行，幫助你照著計劃走，那麼你所做的就沒有白費。總之，最重要的在於多用心，把最優質的真食物放進身體裡。

第六週練習：替成功做好準備

開始利用星期天來準備食物後，我納悶以前為什麼都沒這麼做過。我發現第二個星期的壓力大幅減少，也比較容易遵守這個讓體格結實的新生活方式，多花一點努力就能減少焦慮，也不再感到不知所措。

本週的作業很簡單，但對整體成功非常重要。或許你打算省略我的建議，告訴自己這星期不需要特地撥時間準備食物，但我可不會讓你那麼輕易逃掉，因為我知道你一定會想逃，你會認為一旦開始花時間準備食物，就永遠無法回頭。其實，要花的時間比你以為的少，可以幫助你整個星期進行順暢，很值得！

我有四個孩子，少了準備日的話，每天早上孩子上學前我會急急忙忙且備感壓力，到頭來無可避免又陷入我最難以抗拒的食物堆裡。花時間準備好食物，孩子可以打開冰箱，拿出我在週日事先洗過切好的蔬菜，和煮熟的雞肉和魚。你也可以這麼做，讓生活更輕鬆。

這個星期你採買營養豐富的優質食物後，規劃一兩個小時清洗、切和弄乾蔬菜水果。孩子喜歡彩椒，所以我家冰箱裡總是備有一個星期的份量。如果你喜歡吃瘦肉，可以利用這段時間來烤些雞肉或魚，我建議切成四盎司一份，儲存在保鮮盒，出門時帶一份走。我也會用零食袋裝一些堅果和幾顆水煮蛋，這樣會讓整個星期比較從容沒有壓力（我試過沒花時間準備的那個星期，結果是一團混亂！）準備好食物後拍個照並標註 #healthyhealing，好讓我為你的努力和投入喝采。是的，你可以這麼做！是的，你值得這麼做！

Week

07 加入社群

日常生活中，沒有夠多的社群。我們會創造一種自我隔絕的存在方式，取代各種互動媒體的接觸，我經營虛擬訓練公司，所以我知道網路社群很有效能，但我們的公司也設法提供大家實際接觸的機會，因為我們了解人跟人接觸的可貴。**孤獨可能演變成孤立和悲傷，證據顯示孤獨甚至可能使人短命**。因此，在生活中撥些時間加入社群，是再重要不過了。

在我丈夫過世後的頭幾個星期，我覺得好像呼吸不過來，渴望能跟他說話。我和一群愛我、關心我的人在一起，卻覺得孤伶伶的一個人。如果你跟我一樣，代表你正在想念那個曾使你感覺完整圓滿而且被愛的人，你正學著過沒有那個人的生活，雖說沒有一個社群團體能取代曾經坐在那張椅子上的人，卻能幫助你在黑暗的日子裡，感覺有人支持而且愛你。凝聚力強的「哀傷支持社群」，能發揮接納和正常化等重要功能，就像我前面提到的，美國文化無法理解、接受甚至認可哀傷，也因此讓一群類似遭遇的人聚在一起彼此溫暖，這群人能理解並且同感你的哀傷，幾乎每個身在哀傷的人都有共同的話題，所以你無須跟任何有過類似經歷的人多做解釋。本週重點是找到適合你的部落，認識新朋友，參加當地的運動賽事，以此把你的健身鍛鍊和支持社群凝聚起來。

WEEK 7 第七週的小進步

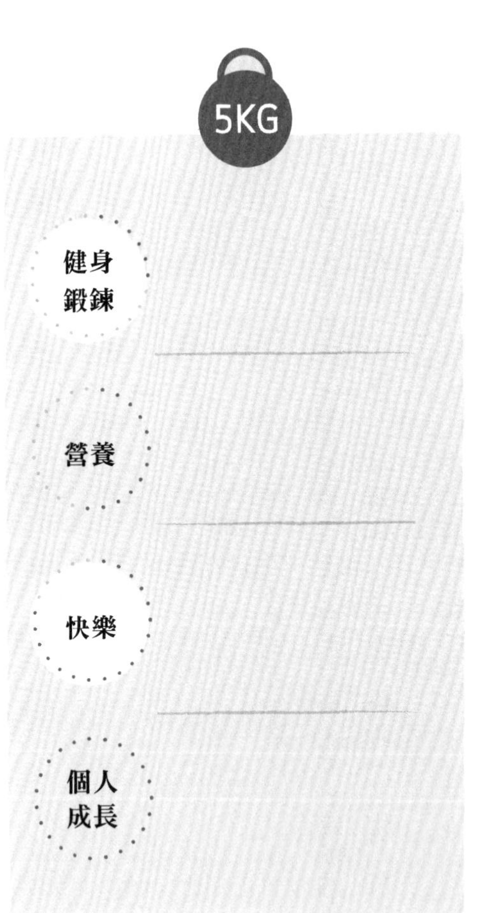

需要一個村落

激勵講者吉姆・羅恩（Jim Rohn）說過一句名言：「在你最常相處的五個人當中，你是處在平均值的那位。」我認為說得實在太棒了。社群很重要！健身鍛鍊社群重要、靈修社群重要、事業社群重要，哀傷支持社群更是重要。以往除了高齡族群外，很少見到哀傷支持團體，幸好有了社交媒體，使選擇性大增，可供選擇的地方性和國際性哀傷支持團體與日激增。當我在二〇一二年成立「健美的寡婦」時，只有很少數的幾個地方，可以讓哀傷中的人尋找到提振人生的支持，如今光是臉書，就有針對各種落失的無數多哀傷支持團體。

然而，並非所有團體都是觀點相同的，而我成立「健美的寡婦」的理由之一，是給一群尋找希望的人力量和支持。一如你會想跟健身鍛鍊和健康方面的一流好手為伍，哀傷支持網絡也是如此。面對現實吧，無論參與什麼網絡，哀傷都是件令人不快的事，至少有些團體會用比較正向的態度來面對未來，這一類的團體鼓勵你重新展開人生，找到人生的目的，發現新的你，他們不會貶低你的苦日子，而是幫助你避免一直陷溺在其中。一個強有力的團體會鼓勵你透過落失來省思、追求個人成長以及改變，不會批判你的過程，不會告訴你做錯了，也不會因為你找到新的幸福和人生而責備你。

請相信：參與什麼社群非常重要，請明智選擇，而且要真心喜歡。

幫你找到對的支持團體

無論你在尋找健身鍛鍊、健康還是哀傷支持社群，你的社群應該要能提振你的精神。人生已經夠辛苦，何況又再加上一個社群容許成員在背後說長道短，增添生活中的麻煩事，或者不提供實質支持，這樣的團體通常一開始就分辨得出來，小心那些負面評語或是雞毛蒜皮的爭執，如果你看見這個團體會鼓勵某些人利用小手段贏得競爭，請走為上策。

網路上有無數的哀傷支持團體，誰領導團體，你會很快能感受到這個團體的調性。我培養的部落不外是健身鍛鍊、健康和活出最好的人生，我們彼此支援，為了使每個人活出最好的人生而努力，喜歡惹事生非的人通常待不久。

別害怕嘗試新的團體，你可以加入登山俱樂部、公益志工團體，也可以在社交媒體上跟別人聊天。花這麼多力氣確實不容易，然而當你找到理想的部落，會很感謝自己當初夠勇敢，願意忍受短暫的不自在。畢竟，生命中的好事總是發生在我們的舒適圈之外！

第七週練習：報名參加當地的賽事

先夫飛機失事後的幾個月，我跑了人生第一次的半程馬拉松。比賽前夕我已處在良好的體能狀態，等不及想接受新挑戰。我還記得當時賽前站在起跑點，吸收身邊人們散發的能量，有年長者、有被截肢者，還有些人頂著光頭參賽，可能是陪某個罹癌的人跑，或者本身正在跟癌症抗戰，此外，還有些人或許從身材來說不算結實，但內心跟表情卻在大聲喊著：「我是健康戰士！」光是身在其中，就給我許多啟示，當我了解每個人來到這裡都是為了完成健康的目標，就令我更加充滿鬥志，這確實是我的人生中深具啟發意義的早晨。

本週的家庭作業，對某些人來說或許容易，但可能令其他人卻步。我要你們報名參加一場當地的賽事。可以是五公里賽跑、泥地賽跑、斯巴達障礙路跑賽、熱巧克力路跑，或者趣味路跑。距離不是問題，賽事的名稱也無所謂。重點在下定決心參加比賽，而且在跑過終點線的時候，感受那改變人生的時刻。你可以用走的，也可以跑、慢跑，或者衝刺。

最要緊的不是贏，而是參與。不要膽怯！當你決定投入比賽，會置身在堅強的社群中，在比賽前做好訓練，如果你沒有參與實體社群，請務必在網路上加入我們。當然，比賽當天你會遇到一群給你啟發、志同道合的新朋友！

當你報名參賽後，務必標註 #healthyhealing，我才能替你加油打氣，而且我想看到比賽當天的照片！你也應該在入口網站上，將賽事跟運動療癒的家族分享，之前說過，跑步能具體呈現經歷落失之後的人生。即使很辛苦依然繼續跑，一隻腳在另一隻腳前，冒險、勇敢，向前進。跑或走都行，因為你能，因為落失後的人生依然不能虛度。

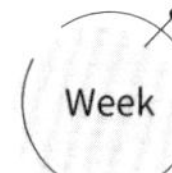

08 不再麻痺痛苦

感覺好安靜、感覺好氣餒、感覺好可怕。情緒像海浪般襲來又退去，彷彿要把你沖進海裡，扔進猛烈的暴風中。你可能前一刻還好好的，習慣了脫序的新生活，下一刻卻可能呼吸不到空氣，希望暫時脫離幾分鐘的痛苦，這痛苦大到你以為心臟再也不會跳動。或許是一首歌，一個微笑，或一段記憶就會帶你到那處地方，而你戰鬥或逃跑的本能反應總帶給你難以承受之痛。

你只想解脫、你渴望解脫，你哭著想要解脫，你焦慮、痛苦，和落失的絕對空虛。來到這個星期之前，你已經進入健康療癒的第二個月，準備好面對過程中不斷蹦出來的激烈情緒，你也可能和極端的痛苦抗爭，那是在一開始的奮發和成就之後悄悄到來的「高原停滯期」。這個星期你將直接面對這些情緒和難題，透過較為激烈的運動和一些方法來抒發情緒，將痛苦轉化成成長。

WEEK 8

第八週的小進步

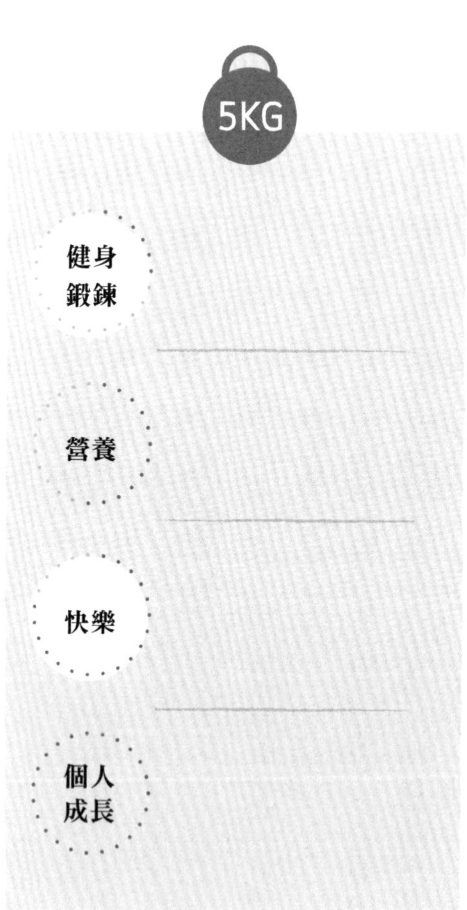

與痛苦共舞

哀傷或許是人類所有情緒中最難克服的。我們做任何事情時，會盡量不去感受隨之而來的劇烈痛苦、孤單和絕望，因而可能退而尋求速效的解決方式、分散注意力或麻痺感受以免感到哀傷。在我失去先夫、命運大不同的夜晚，當那位有智慧的先生前來我家，給予我忠告，要我**不要麻痺痛苦，而是活在其中，感受並且超越它**，我知道我這輩子絕不會忘記他的話，這也是本書最重要的忠告之一。

多年來，我幫助人們在落失的陰影下展開新的人生，我見過他們透過酒精、止痛劑、食物和其他不健康的管道來麻痺痛苦，許多人在不知不覺中，猶如倉鼠在輪子上日復一日地滾著。我們在無法忍受痛苦的時刻跳上輪子，獲得了暫時麻痺後度過一天，第二天又回到輪子上，因為相較前途未卜，有依靠總比沒有的好。自我麻痺能緩和不舒服的感覺，使我們暫時從痛苦中解脫，也成為一種不利健康的成癮症，如果利用外物來麻痺哀傷，他們的人生也將迷失。

一定要感受痛苦，才能邁向療癒。麻痺自己的痛苦，就是把痛苦延後一天，長此以往痛苦可能更加難耐。痛苦一定會到來，想躲也躲不掉，與其使自己麻木不仁，不如下決心去面對，彷彿是乘著浪濤，老老實實過每一天。或許你很難相信這場悲劇會使你變得更好，又或者你以為用正向角度看待悲劇，能減輕痛苦或讓落失減到最小，我可以跟你保證，兩者都不會發生。

正在哀傷中的人希望成為更好的人，要經歷一次翻天覆地的覺醒，或是哀傷的進化。你的身體、情緒和心靈變得更好，並不會使落失感降到最低，也不會讓這件事變得可以接受，而只是證明摯愛的人的生命對你的意義。當你成為更好的人，等於是在紀念他們最好的部分。

因此，請不要麻痺痛苦，要透過痛苦而進化。希望你成長，用運動、營養、小小的進步和個人成長使自己堅強，度過艱困的時刻。認識一次散步，帶給你身體乃至心靈的新能量、新生活和新觀點。當你流汗時會感到充滿生命力，在歷經椎心的落失後，再度接受生命的各種可能性。

提升運動的強度

你已經進入新生活有八個星期了，希望你開始看到心靈內在升起的小火焰，你透過健身鍛鍊為火焰搧風，給自己力量，替未來的崎嶇道路找到無比力量，你甚至發現自己渴望大汗淋漓帶來的慰藉，期待提高運動的強度。**傾聽內心的需求是重要的，但也要傾聽你的身體**。提高運動強度應該漸進，訓練師稱這個過程為「漸進式超載」，也是訓練專業中重要的一部分，日復一日、週復一週、月復一月，慢慢提高訓練強度。

不要短時間內衝太快，因為你不可能永遠保持那樣的速度，遲早會弄傷自己或耗盡體力，我不希望你發生這樣的事，所以你一定要慢慢來，每天增加一點，長久持續下去。你的身體要讓你用很久，要好好照顧關節和韌帶，為二十年後的身體和生活而接受體能訓練，為長壽和內在的寧靜而做體能訓練。

合理的自我保護下，你確實仍需要不斷挑戰自我和身體極限，肌肉、關節和韌帶要受適度的壓力才會更強、更發達，如果不隨時間提高訓練強度，身體會停滯，終將看不到期待的結果。如果你從事重量和耐力訓練，身體一定要達到完美的體型才可以增加負荷，一旦身體達到應有的體型，你可以在每次運動提高一點重量，給身體一點壓力。我所謂的負荷或壓力，單純是指對肌肉纖維施壓，基本的目的是拉扯肌纖維使其重建而更強壯。你可以透過重量、繩子、水、啞鈴、機器和藥球（medicine ball）之類的簡單器材，來提高身體的負荷。

我總是樂見大家在提高運動強度後因為腦內啡而振奮。的確，提高運動強度會使你更快變得苗條，但是對於正在哀傷中的人來說，這麼做還有更大的目的：運動的強度也能淨化心靈，使你充滿鬥志和力量，高強度往往改變你在經歷落失後的人生觀，因為它能改變你面對痛苦的方法。請你逐漸提高運動強度和負荷量，使你充滿生命力，請慢慢來，傾聽身體的聲音，尊重身、心、靈的需求。

高強度間歇訓練

高強度間歇訓練此刻在健身界正火紅，因為它有效、快速，而且動感，然而它也充滿爭議性。健身專家對高強度間歇訓練褒貶不一，推行高強度訓練型態的人，基於多種理由而採取這套訓練，其中之一在於它結合各種動作，使人較不會感到無聊，大部分的HIIT採取每節二十至三十分鐘，再忙也抽得出時間練習，依舊能得到好結果。

持續進行高強度間歇訓練的人，會發現身體的脂肪和肌肉比有明顯變化，特別在減重方面，也比傳統重量訓練和心肺訓練更快看見體能的改變。我個人看過HIIT的驚人成功案例，不僅在我自己身上，也包括無數多的學員在內。

HIIT的科學根據

運動後氧氣過量消耗（excessive postexercise oxygen consumption，簡稱EPOC），是HIIT的重點。EPOC這個專有名詞，是指在阻力訓練或心肺訓練（或兩者的組合）後，身體對氧氣的需求依舊高於運動開始前，這是因為身體試圖回復平衡狀態，也就是正常情況下的休息新陳代謝率。由於身體想回到正常狀態，在它試圖恢復運動造成的缺氧時，會消耗更多能量。換言之，運動結束一段時間後，會以燃燒卡洛里的形式繼續消耗能量，當你從事激烈運動，高運動強度便會製造更大的缺氧狀態，ＥＰＯＣ的效果會提高到傳統運動之上。

以下是最棒的部分：**運動的強度（不是持續時間）愈大，ＥＰＯＣ的效果愈好，燃燒的卡洛里也愈多**。ＥＰＯＣ會在運動結束後持續多久？專家一致認為運動後燃脂可以持續到運動後二十四小時！並不是所有的運動都能有那麼好的ＥＰＯＣ，但知道努力的潛在報酬也足以令人興奮不已。

燃燒卡洛里（這是本書最不擔心的）不只是ＨＩＩＴ運動的唯一好處，腦和心也受益。《防彈腦力》的作者戴夫・阿斯普萊表示：把ＨＩＩＴ加入日常從事的運動也能增進心臟健康，原因在於能提高心臟的射出率，也就是一次心搏所能射出的血量。他寫道：「不幸的是，大部分中等強度的心肺運動，反而降低射出率。提高射出率的最好辦法是間歇跑步，例如四百公尺的衝刺短跑。一般作法是盡最快的速度跑四百公尺，走路一分鐘緩和，之後重複直到再也跑不動為止。」**ＨＩＩＴ也是幫助身體釋放腦內啡的好方法，腦內啡對心情極有益處**，使付出的一切努力都值回票價**！**

增加運動強度

你可以上運動療癒的入口網站，尋找可以在家嘗試的HIIT運動，一天當中隨自己高興做好幾次，利用工作時的中場休息，或是單純讓自己有機會動一動！記住，多動能清除腦霧，給你能量來完成任務。但是提高強度不僅限於這些動作，請發揮一下想像力！你也可以快走或快跑二十至四十五秒，然後放慢速度十至二十秒來復原，按照這個韻律重複幾次。任何動作都可以採取這種方式，從游泳、划船乃至踩滑步機等，唯有求變的熱情，能使你更樂在運動。

不光流汗，身體也變壯了！

很多人以為HIIT只是做心肺運動，其實不然。你可以將HIIT和幾乎所有運動配合，包括肌力訓練。老派的規定說：如果想減脂，就必須以長時間、慢速的心肺活動訓練為主，例如騎自行車、使用爬階梯器，或者慢跑。我不是說這些運動沒有價值，因為它們確實是有價值的，但是和抗力訓練相形之下便遜色許多。

為什麼？答案很簡單。**抗力訓練能鍛鍊肌肉，肌肉使你更有力、減去脂肪，練出小蠻腰**。此外，抗力訓練能提高新陳代謝，換言之，以消耗大量能量來保持肌肉並維持正常機能。肌肉愈多，就可以吃進愈多卡洛里而不會增加多餘體脂。肌肉會把身體變成燃脂機，誰會不喜歡呢？

運動的密度

「運動密度」就是在特定時間內的運動量。我的目標是在較短時間內運動更多、更有效。ＨＩＩＴ的目標也是如此，讓你花的時間得到最大效益，多數情況是花二十至三十分鐘，或者更短。當你提高密度、減少訓練時間，肌肉的活動和心肺耐力將達到最佳狀態，這對心臟健康和運動表現都很重要。HIIT的優點整體來說，可以在最短時間內達到最大運動量，使膝蓋衝擊降到最低，減少過度使用的潛在傷害，同時給身體可能的最佳結果。

如何開始？

高強度訓練就是「很強」！很多人沒做好準備就栽進去，到頭來落得受傷的下場，因為體能跟不上雄心。在開始的前幾個星期，一到兩節的HIIT就已足夠。做HIIT要遵守以下幾個規定：

- **永遠把安全擺第一**：放聰明點，別運動過頭，以為這樣會加速達標，其實只會弄痛自己或因為體力耗盡而前功盡棄，更糟糕的是受傷。提高負荷量時，請在合理的範圍內，也就是比上次做相同運動時的最大負荷量最多提高百分之五。寫訓練日誌有助了解一路走來的變化，隨著你愈來愈強壯，持續增加負荷量。

- **一定要暖身：**動態暖身如爬山機、開合跳、跳繩或慢跑，都能啟動身體，為接下來的訓練做準備，同時提高核心和肌肉的溫度。暖身要做五到十分鐘。
- **明智選擇負荷量：**在挑選負荷量時，基本原則是選擇能讓你在完美姿勢體型下完成建議的練習次數，同時在完成時感到疲憊。用這種方式把肌肉鬆開，休息復原後就會變得更強壯。
- **姿勢體型是重要的：**我看過很多人為了舉起更重的重量而犧牲姿勢體型。姿勢應該永遠在最佳狀態，否則就會添加太多負荷量了，**通則是：背要打直、脊椎中立、膝蓋微彎。**如果必須移動重心來完成練習，就需要降低負荷量。
- **要很努力：**再說一次，**安全和姿勢優先**，同時記住這是高強度的訓練，別期待可以一邊運動一邊聊天，或閱讀書報雜誌。付出最大的努力，會得到很棒的結果。
- **記得修復：**出了健身房後，和在健身房裡一樣重要，如果希望訓練發揮最大的效果，務必好好休息復原。**每天晚上最好能睡足七至九小時，每星期至少休息兩天**，讓身體修復而且更強壯。此外別忘了食物是減脂的重頭戲，如果不吃對的食物，在健身房的努力就顯不出結果。

第八週練習：力場分析

小時候，每當我必須做困難的決定時，父親會要我完成一項簡單的任務。我一直記得這個任務，在我做艱難的決定時會用上它，從該住哪個城市到上哪個大學（前進藍色！密西根大學的口號，增進彼此歸屬感），甚至是要不要辭去現職成為健身教練（我這輩子最好的選擇），現在我要把父親教的任務跟大家分享，希望也能幫助你釐清思慮。

這個星期的作業，是想想在你經歷落失後，可能用了哪些方法來麻痺痛苦。你是否從每晚一杯酒變成兩、三杯？你是否依賴不健康的食物、管制藥物或是迴避行為？想想這些對你的生活有哪些負面影響。

接著，針對所有可能被當作迴避的事做一次「力場分析」，何謂力場分析？拿一張白紙，在最上面寫下你麻痺自己的行為（如果有不只一種，就多拿幾張紙）。在自我麻痺的行為底下分成兩欄，一欄是優點，一欄是缺點。接著，誠實列出行為的優點和缺點。就算你正在利用某樣東西來麻痺痛苦，也不見得都是不好的，所以請不要跳過這一步。整個星期認真思考這兩欄的答案，到這個星期結束時，我希望你誠實且合乎實際地看待你的行為，以及你的行為對生活其他方面的影響。

社交飲酒是否使你無法早起追求目標？多吃甜食是否讓你易怒，對家人朋友暴躁不安？白紙黑字見到自己的行為，比較可能正視它，判斷是否對未來的生活有益，如果答案是否定就努力修改，朝更積極正向的方向前進。

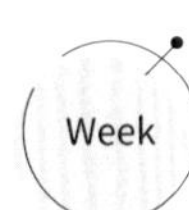

09 為未來而計劃

在我先生過世大約一年後，我決定辭去工作追尋夢想，幫助全世界的人藉由健身鍛鍊來克服哀傷。這是個令人不安的大膽舉動，沒有立刻被那些認識我而且愛我的人們接受。我知道這是我唯一的選擇，內心深處對自己的決定感到寧靜。金錢不是問題，在我這一生中頭一次發現我再也等不及實現夢想，生命太短暫，死亡和喪偶總算讓我認清，我該去完成哪些事情。

為什麼要把人生真正想做的事，拖到遙遠未來的某一天？我們真的認為有無限多的日子可以用來實現夢想嗎？在死亡之前，我們確實會以為壞事會發生在別人身上，自己有很長的時間活出人生的意義。

我們虛擲光陰，彷彿時間流逝會再回頭，未經仔細思考便花時間在他人身上，答應一些我們寧可拒絕的事。死亡讓我們重新評價我們如何利用自己的時間，以及為何我們往往選擇去做一些不會給予我們最好人生的事。死亡真真切切地提醒我們：現在的我們，會因為過去延宕不做的事而遺憾。

如果可以重來，你所做的會有不同嗎？你會怎麼規劃，會決定過多精彩的人生？**你無法回頭改變過去的事，但現在可以選擇用心面對即將發生的事**。本週我希望你思考曾經延宕過的事情，有沒有你想做的事，或者幫助你繼續人生的事，但你就是覺得該等一等？這個星期將會放掉那些使你裹足不前的事，想像新的未來以及如何過你嚮往的生活，哪怕是跟想像有所出入。

WEEK 9 第九週的小進步

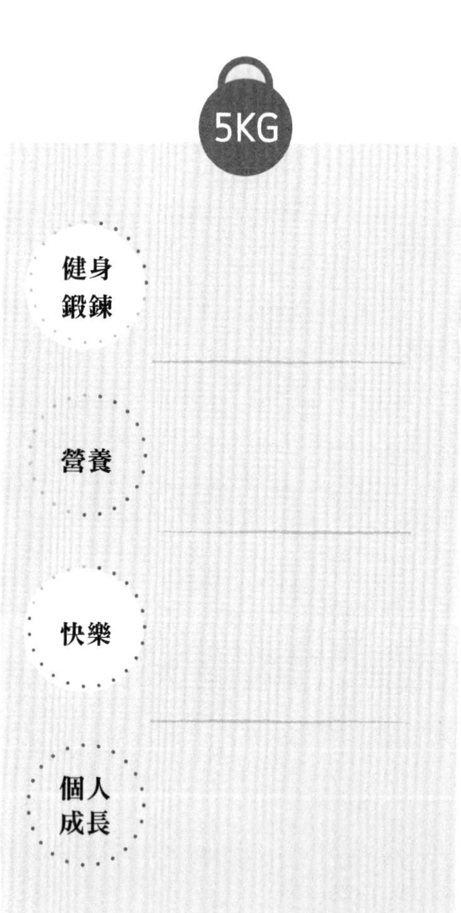

選擇重新活一次

死亡教我把時間用在對自己重要的事情上，但有時我們還是會一天拖過一天，尤其是那些真的很重要的事。我還記得米契跟我曾經聊到想去考艾島拿帕里海岸（Na Pali Coast）的卡拉勞步道（Kalalau Trail），但我們卻一拖再拖、年復一年，以為還有時間，從沒把它放在優先順位，老是說著「明年」，有了孩子後的第二年，就改口成「等孩子大一點」，結果一直沒去成。現在我們已經沒有時間，他也沒能去那裡健行，因為死亡讓一切走了樣。

在他死後，我發誓在日曆上將健行跟我們的一大堆夢想訂下付諸實行的日期，最後在二〇一四年五月我總算完成健行，如今也成為我此生中最重要的記憶之一。我還記得來到步道的第四英里，站在山丘上俯瞰整個山谷，那是我見過最美的山景，四面八方是瀑布，蒼翠的雨林彷彿一道牆，從牆的縫隙中隱約可見深黑色的火山岩。我熱淚盈眶，說道：「實在太美了，幾乎不像真的。天哪，他一定會喜歡的。」這些時刻充滿兩種意涵。

儘管充滿艱辛，但實現他的夢想是多令人喜悅，另一方面又是如此令人心碎，因為他無法親臨目睹這一刻。那是一次妙不可言的健行，使我不再浪費寶貴的光陰，而是付諸行動，多做多看。健行之後兩天，我決定加碼到海岸划獨木舟，我知道他一定會認同我的雄心壯志。埃佛勒斯峰的海岸被稱為「海上獨木舟」，我很緊張，但如今也成為人生中美好的回憶。從制高點再度觀看拿帕里，充分療癒我的心靈，任何東西都無法換得這些日子，我實現了他的未竟之願，在失去他之後榮耀我的人生，使我永遠感謝這些時刻。

其實，**如果不做計劃並且付諸實行，永遠沒有足夠的時間做任何事**。你必須寫在日曆上，作為優先處理的事，存錢，然後完成夢想。沒錯，就是這麼簡單。如果金錢是個問題，你可以延到明年此時，或許你希望明年戒掉每天必喝的咖啡，或者從事副業，又或者是不再到購物中心亂買無用的東西。很久以前我就決定不再當個消費者，除非是真的需要，而不是買一些兩個星期內就會從我家出去的東西。這麼做使我專注在人生更大的目標上，避免買無用的垃圾。你可以生活的有目標並且努力實現，也可以活在藉口中悔恨。選擇權在你。

清除和放下

落失教會我們許多事，其中有些事是重要的，別在小事上花力氣。務必趁心愛的人的有生之年，對他們說他們是重要的，落失教我們的有些事比較小，但對於我們的生活品質同樣可貴，其中我從落失學會的一課，就是「少即是多」，放下物質佔有，使我感到更多的生命力，更加活在當下，更自由。我發現放下愈多就愈輕盈、愈快樂。我永遠忘不了在落失後的二十四小時當中，纏繞在腦海的思緒。

當落失如五雷轟頂般到來時，頭腦會做出意想不到的怪事，而且是你從來沒計劃的。我的腦袋一直在細數人生中依舊重要的每件寶貴的事，當然孩子排第一，朋友和家人也是，他們在那令人心碎的日子，趕到我的身邊。另一件是我和先夫共同創造的所有記憶，就像我的生活一幕幕上演，而其中印象最深的，是我們做過的事、創造的記憶和冒過的險，沒有物質的部分。

我沒有想到房子、車子、家具甚至銀行帳戶，思緒根本沒有清點任何物質。落失呈現生命的真正價值，對我而言價值並不存在於任何可以被購買或擁有的東西上。即使我從不曾是個重視物質的人，但我這次深刻地領悟這個道理，「生不帶來、死不帶去」這句諺語在我腦海中湧現，成為生命最重要的真理。

是的，少即是多。但是捨棄屬於心愛的人的物質並不容易。我們會緊抓住物質不放，希望這些東西代表的記憶，能把一部分的他們保留下來。我保存米契的體香劑多年，在我需要感覺他在身邊時，可以摘下蓋子聞一聞。

第一年我幾乎不碰他那一半的浴室或衣櫥，也幾乎不碰任何屬於他的東西，除非是穿著他的襯衫睡覺或擦拭相框時。幾個月後，我把一箱他常穿的衣服寄給我的姊妹，她好心地表示願意用那些衣服的布料，替我跟孩子做成被子。當我挑選寄去的衣物時，才知道清除和捨棄多麼困難，當我把一件件衣物放進箱子裡，感覺自己不斷在道別。

就像我一直在提醒你的：**落失不是清晰的線條，沒有明確的路徑，落失是混亂、棘手，顛簸且令人困惑，絕不筆直前進，永遠不是你期待的那樣。**

許多人以為最難的是落失本身，其實這只是開始。當我們收集他們的東西，清除他們的生活，走上沒有計劃的未來，每天都在用一種新的方式哀悼。那是令人喪氣且消耗的過程，讓人心靈疲憊。但是，捨棄終將帶來些許內在的寧靜。

你遲早會感覺到捨棄的力量，並且需要捨棄更多東西，你會發現生命中所有多餘的事物，不過是額外的重量，離你而去的那個人，依舊在記憶、想念和故事中與你同在。沒有人告訴你清除的正確時間，但你會開始感到生活的沉重，渴望更簡單、更清爽、更無拘無束的未來。從小處開始，情緒負擔太重時就自動離開。覺得自己可以的時候，從一個盒子或袋子開始捨棄，做完後恭喜自己跨出那幾步，日復一日、週復一週，年復一年，你會放下。**你將記得你在落失後的感受，記得你所愛的人並不在保存的東西中，而是存在於脫離東西的自由裡**。能夠真正清楚的活著，幫助你在往前走的同時，創造新的人生。

清空食物儲存櫃

本書到目前為止，我都是請讀者以一次一小步的方式，朝向更好的生活前進。但現在你要跨出一大步，請你清空食物儲存櫃中，所有不利於你的身體和新生活的東西。我還是希望你採取八〇／二〇的生活方式，但是那百分之二十無須每一天盯著你，測試你的意志力。把百分之二十省到你外食或出門在外的時候，讓你的家一直是個支持你達到更好、更營養生活為目標的地方。

放下先入為主的期待

社會有許多過時的定則，會傷害我們個人的成長。Mindralley的創辦人維甲・拉克海亞尼（Vishen Lakhiani）在著作《不可思議的心靈之密碼》（*The Code of the Extraordinary Mind*）中，以長篇幅探討這個話題，我強烈推薦這本書，因為許多原則可以應用到哀傷上。他談到所謂的「鬼則」（brules）也就是一些狗屁不通的規範，我們每天遵守，卻沒有質疑它們對身心健康有什麼用處。生活中各方面都有規則，從如何當父母到如何教育自己和孩子，乃至如何面對哀傷。

無須極力遵守社會告訴你該如何哀悼傷痛，但是健身鍛鍊呢？你是否盲目遵循一些有關健身鍛鍊先入為主的規則？有多少次你決定去健身房，為的是把前一個晚上吃的大餐甩掉？你是否不由自主以為一定要做某種運動才會健美？你對健身鍛鍊的觀點大多受外界影響，而且這些影響力代代相傳。

是時候放下這一切了，了解**你只要持之以恆，做任何運動都會鍛鍊出健美的體格**。同樣地，你也要捨棄健康身體的偏見，你大概下意識相信瘦就是健康，其實瘦有可能很不健康。是時候也放下這一切偏見吧，把目標放在強壯、結實和活力。希望你完整活出健美的生活，遠離社會的「鬼則」。

第九週練習：製作願景板

米契過世後半年，我和幾位朋友帶孩子去希多納（Sedona）紀念這一天，因為米契喜愛這個地方，也是他最喜歡飛行的地方之一，放眼盡是紅色岩石，可以欣賞沙漠廣大無垠之美。那天我們很愉快，就只有幾位最要好的女性友人和我們的孩子。沒有先夫陪伴，跟朋友在一起讓我覺得比較不孤單，於是在沒有過多的痛苦中度過了那天，直到當天深夜，其中一位朋友在臉書上貼了一張我和孩子的照片，在那當下我看到一個三角形。我們從四口之家變成三口，這個三角形令我對我們的未來感到難過。

所以，現在你要面對新的常態，你極度想要過去的生活，不知道如何開始創造未來的人生，但仍必須向前走。向前走需要力量和毅力，所以才要你做書中要你做的事。這個星期的家庭作業，是幫助你思考落失之後想要創造的未來，面對未來或許是困難的，但這在積極處理哀傷的過程中，是必要的一步。

心愛的人死去時，你也失去與那個人一同創造的未來，或許你也覺得失去了自己。當你心愛的人死去，過去的你也死了，當心愛的人死了，你在他的有生之年所計劃的未來也死了。

本週的小小進展，是做一面願景板。願景板是個有用的工具，使你專注在你想為生活創造的好事上，幫助你達成目標，並創造前進的動力。製作願景板的方法有很多種，你可以採用傳統做法，從雜誌剪下照片貼在一大片板子上，放在家中的某處。製造一片實體的板子，好處是每天都看得到，提醒自己有哪些目標、想為未來做哪些事，板子要放在你經常會去的地方，使你每天想起要繼續往前。

如果這麼做看似麻煩，可以做個虛擬的板子，有很多免費的應用軟體，PicMonkey、PicCollage和Collage Maker等，可以利用儲存在網路的照片來製作，這些應用軟體讓你輕鬆刪除和增添照片，給你許多空間來填滿新的夢想。板子的內容隨便你，我建議盡量多變化，放滿健身鍛鍊的點子、健康生活、旅行、此生未竟的夢想清單、家庭，或任何生氣蓬勃和具啟發性的東西。你還可以把未來想專注其上的事放在板子上，當你看著收集的照片，可能感到無比沉重。記住，無論經歷過哪些事，都可以用正向的角度來形塑未來，而且你無須一次做出所有的改變！這項家庭作業的目的，是在你跨步向前之際，指引你方向。

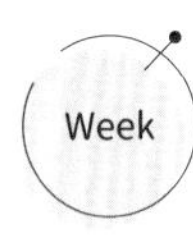

Week 10 以身作則

我還記得米契過世後，第一次有人說我「堅強」，其實，當時我的心如死灰，真的並不堅強。我還記得聽到時好難過，因為與其說我堅強，不如說是苟延殘喘，我只是在盡應盡的義務，在艱困中度過每一天。

事實上，如果你在經歷落失後，有意識地努力改善生活，那你是堅強的。最容易的是放棄，坐等時機到來，虛度光陰。因此，為了不放棄，今天你將做一個更艱難的選擇，這選擇將改善你明日的生活。當你做了這個艱難的選擇，可能會啟發身邊的人，即使那不是你的初衷。你正在製造一個正向的漣漪，提醒大家也可以做困難的事。

當然，我不希望你把這個責任攬在自己身上，成為眾人的啟蒙可能會令你有壓力，你根本不應該認為自己有必要去啟發他人，但我希望你覺察到自己不可思議的內在心靈，即使有些日子你差點呼吸不過來，但你終究熬出頭了，那是件難以置信的事。別忘了讚美自己，以及你是如何在大多數人都無法想像的情況下一路走來。這星期你將學會使自己和周遭的人保持健康。我們將探討如何在預算的花費之內保持健康，何時選擇有機和非有機食物，接著來到或許是整本書中我最喜歡的家庭作業。

WEEK 10 第十週的小進步

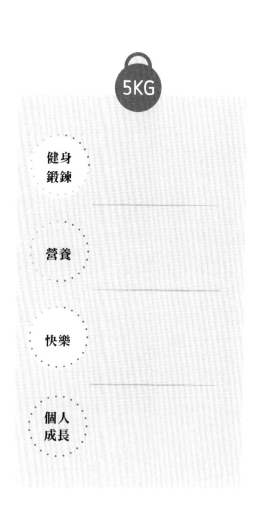

指引明路：使自己和身邊的人健康

本書最大的目標，是鼓勵你過豐富健康的人生。儘管我由衷想給你這份禮物，但你必須自己去取。我可以苦口婆心、告誡、糾纏乃至懇求，但只有你能付諸實行。當我發現這套療程的力量時，我想跟孩子分享。我還記得當我跟當時三歲的女兒說：「媽咪要去健身房」時，她回答：「媽咪要去變強壯！」然後我們都笑了。她說的對極了，我是要去強化我的身、心、靈。

等到她年長一點，我替她報名參加亞利桑那州舉辦的「女孩鐵人賽」（Iron Girl），女孩鐵人賽是全國性的賽事，目的是鼓勵大家健身並交流感情。這次比賽是五公里路跑，我們報名參加的當時，三英里多的路程對六歲的女兒來說，似乎是個遠大的目標，我問艾笛森：「想不想跟媽咪一起跑？」她欣喜若狂地回答：「想！」我認為她是想跟我在一起，做一件她知道我喜歡做的事，但我也認為是因為我平日的跑步給了她啟發，使她想試試看。我參加過無數多的賽事，非常清楚這些賽事有多大的力量，我等不及在她如此年幼時，就與她分享那種感覺，並且和她一起創造記憶。

比賽的當天早晨，我們兩人興奮不已，那天剛好是我的生日，我無法想像有比這個更好的方式來過生日，小女孩這時還很緊張，我們去報到，領了比賽的背號，穿越人群來到起跑點。等待比賽開始時，我看見她眼中的興奮。音樂聲震耳欲聾，能量蓄勢待發，女兒的臉上開始洋溢著快樂，她抬頭看著我，說道：「媽咪，好棒哦。」這時我知道她已經喜歡上了。我們以抖擻的精神起跑，沿路群眾替我們加油，她努力跑，人群推我們向前，腎上腺素給她力量。

大約跑了半程，瘦弱的腿開始疲憊，於是她望著我，問我可不可以抱她。儘管作為母親很難開口，但我對她說不可以，我不能抱她。我告訴她，她必須自己完成這場比賽才算數，我們放慢速度，以步行和慢跑交錯的方式前進，她靠自己的力量一步步前進，努力掙扎所帶來的影響，遠勝過我讓她輕鬆完成。我們走走跑跑，最後一起衝刺穿過終點線，當我們跨越那條線時，麥克風響起女兒的名字，恭喜她成為女孩鐵人，她的臉上露出難以磨滅的笑容，不僅為自己感到無比驕傲，也充滿自信、自我價值，和自我認同。

我在擔任教練時也曾目睹過類似的情景，我在學員各方面的生活中看到：艱難的時刻，加上繼續前進的力量，提升了內在的堅強。當我幫助學員不再放棄，他們也幫助自己過更好的人生。這不會是一條康莊大道，你的腿會瘦會累，但決不可以中輟。我總是問學員：「你中輟是打算要去做什麼？中輟之後呢？」你就這麼停止，回到過去的壞習慣，變得更淒慘，不到半年又重新來過，而且比你最初的起始點還要更落後？即使暫時無法向前走，但也不要放棄！小歇一下，讓身、心、靈休息，然後再度開始。至少你沒有中輟。

人們常問我，如何改變身邊人的健康習慣，我總是哈哈大笑，答道：「以身作則。」你不能強迫心愛的人去運動，吃對的食物，過健康的生活，也無法強迫他們用健康、有效的方式，從落失之中獲得療癒。無論你傳授多少智慧，扔出多少統計數字給他們，你愛的人還是會去做他們打算做的事。當他們達到自己的谷底時就會改變，急都急不來。外給的動力無法持久，啟發如過眼雲煙，改變的過程往往是朝三暮四，但是當一個人幾近谷底時，領悟到只有自己能為自己的幸福負責，只有自己能改變自己的人生，這時改變才會天長地久。

儘管你無法改變某人，卻可以影響他們，使他們朝向健美的生活靠近，大部分的人以為，健美就是得要「被剝奪」，而我想告訴大家的是，健美生活只是多擁有生命賦予我們最美好的事物，你因為攝取有益健康的食物而使身體舒服，當身體強壯，能夠完成設定的目標時，你就能承擔更多目標，而且多過你所能想像。健美的體格不是放棄美好生活，而是獲得最美好的人生。

你無法強迫任何人明白健身鍛鍊的好處，但可以展現給他們看。**對周遭的人給予好的影響，最佳方法就是以身作則**。讓他們明白健身鍛鍊的重要，明白真食物的重要，讓他們看見你為什麼重視，接著，他們可能會開始想像自己步上類似的路。以身作則也使你更有信心，因為你知道自己能改變些什麼。回饋與幫助他人，是邁向運動療癒的好方法，當你製造了漣漪效應，使周遭的人受到好的影響，在你內心的某個小角落也會獲得療癒。

預算內的健康

我聽過許多人說：「要吃得健康很花錢耶。」和健康相關的花費讓許多人卻步，可能在還沒有把握機會建立起有益健康的習慣之前就放棄，如果沒有事先計劃或者浪費食物，吃的健康可能比較花錢，但根據我的經驗，一旦清楚自己的食量，吃的好其實比亂吃來的便宜。進一步探討預算之前，我想提醒你可以從「真食物」的飲食方式中獲得什麼：你能避免掉可以預防的疾病，強化免疫力使細胞療癒身體，因而避免身心醫療開銷以及生病導致的生產力下降。

食物或許無法保證你未來百分百健康，但確實能讓你的健康往正向發展。說到孩子們特別使我感到挫折，很多人不會吝惜金錢，讓他們獲得最好的運動器材、教練、老師和流行服飾，但吃方面選便宜的、方便的，而非健康的。投資在自己和所愛之人的健康上，應該要比高價的教練更重要。

以下祕訣部分來自我的姊妹羅莉・麥克菲登（Lorrie McFadden），蘿莉跟許多人一樣，在歷經多年不良的飲食習慣，深受體重問題困擾後，注意到不良的飲食對整體健康的影響，想要設法讓身體舒服些才開始關心營養，蘿莉以在「我的健美人生」（My1FitLife）努力工作當作終身的職志，她在這個領域精益求精，最後加入我們的團隊。以下她提醒大家，每天吃清淨的食物，其實愈來愈負擔的起了。

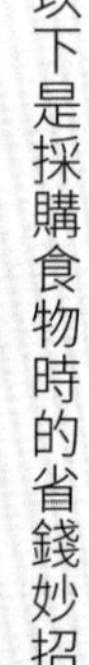

省錢妙招

以下是採購食物時的省錢妙招：

- **在家附近採購既方便**：超級市場之類的量販店有不錯的產品，而且往往折扣很大，別怕買量販的產品，只要把無法立刻用完的部分冷凍起來即可。像我從好市多買大量有機菠菜，然後洗乾淨、弄乾，把吃不完的冷凍起來，早上做奶昔的時候就可以放進去。我也會專門針對好市多列出購物清單，跟在一般食品雜貨店或超市之類食品專賣店的採購項目分開來。我通常會在離住家最近的地方採買，而且會隨時把需要的東西加入清單中。
- **有折價券就拿**：尋找住家附近的店家有沒有折價券或可下載的優惠。保持彈性的採購習慣，就可以用最划算的價錢買到東西。
- **購買當令食材並冷凍保存**：有許多外來的水果蔬菜必須被長途運送，結果因為人力和運費拉高了售價，而且減損了食物的養分。買當令在地的蔬果通常物美價廉，趁盛產季節事先做好採購計劃，買多的話可以冷凍或裝罐貯存。

- **一次多做一點**：烹煮時的份量做多一些，可以分裝供好幾餐食用，節省每次都得烹調所花的時間，而且大部分的產品在大量購買時都比較便宜。
- **熟識經常採購的店家**：別怕跟店經理當朋友，問他特殊產品訂購的問題。店家愈常聽見當地顧客對吃真食物感興趣，就會進愈多有機食物，從而助長消費者的興趣，說不定能使價錢下降，所以別怕把意見告訴店家。
- **不要買事先切好的食物**：除了衛生和營養流失的顧慮，買分切好的食物等於付錢買某人的勞力，這些花費可以省下來自己動手做。
- **盡量不買包裝好的食物**：這些食物沒有那麼健康，加上包裝材和時間的額外成本，造成環境和資源的耗損更不在話下。多把錢花在當地的農夫市場，大部分業者都是直接從土地把農產品送到你面前。
- **自備不含雙酚A的保鮮盒**：可以在附近商店或網路購買，不要買罐裝食品。把雞高湯、醬汁、製作奶昔的綠色蔬菜、剩菜和庭園生產的多餘食材冷凍起來，用保鮮盒來裝食物櫃裡的量販食品，像是麵粉、豆子和米。買大包裝的米遠比買微波米飯、煮熟的冷凍米飯或事先混合好的產品便宜。

- **舉行料理聚會**：這是融入群眾的好辦法，也可以獲得新的料理點子，而且好玩。大夥一起製作大量的墨西哥辣豆、湯、醬汁、有益健康的餅乾或沙拉淋醬。把成品分成幾份，儲存起來。你們可以輪流提供自家廚房，其他人負責買食材，大家共同分攤花費。
- **自己種**：我知道這要求有點難辦到，而且非常花時間，但是可能成為一種「減壓治療」。簡單的做法，是從栽種蔬菜和香草開始，如果空間有限，就在花盆裡栽種幾種。你可以拿適合尺寸的盆子放在太陽曬得到的庭院或屋頂，依著季節栽種八至十種蔬菜，或是在曬得到太陽的窗台上種香草，或在陽台種番茄都可行。

有機與低毒性非有機

近來有機風潮在全世界流行，背後有充分的理由。我們的食物被殺蟲劑覆蓋，過勞的農地往往缺乏重要的營養素讓身體修復和重生，雖然我認為購買有機是重要的，但我不會要求你吃百分百的有機食物，不過如果你知道哪些方面的錢不能省，確實對健康有幫助。以下農產品是根據「環境工作小組」（Environmental Working Group）列出的常見「骯髒食物」（Dirty Dozen），包括以慣行農法栽種、具高毒性以及經測試五十多種化學物質為陽性反應的蔬果。這些蔬果要吃有機，多花點錢是值得的（每年入榜名單可能略有異動）：草莓、菠菜、油桃、蘋果、桃子、梨、櫻桃、葡萄、芹菜、番茄、甜椒、馬鈴薯。

另一方面，以下為「乾淨蔬果」的清單，即使採慣行農法也通常具低毒性和化學物質，可以在大部分的生鮮蔬果超市購買：酪梨、甜玉米、鳳梨、高麗菜、洋蔥、冷凍甜豆、木瓜、蘆筍、芒果、茄子、哈密瓜、奇異果、香蜜瓜、白花菜、綠花椰菜。

我自己選購時的大原則是：如果是要去皮的水果，像是香蕉、葡萄柚或西瓜，不買有機的也可以，如果整個水果或蔬菜都可以吃，像是蘋果、莓果、綠色蔬菜或葡萄，我就買有機的。

避免鍛鍊過度

當健身佔生活的比重愈來愈大，務必照顧好身體和關節、肌腱、韌帶和肌肉。我開始健身的時候經常做過頭，我拚命操練身體，沒有想到長期的傷害。運動是件美好的事，健身有益身心，但也和任何事一樣，有可能會做過頭。

當同一個肌群、關節、肌腱或韌帶被使用到受損時，通常是長時間用同樣方式訓練，而沒有把「不同的訓練方式」融入日常運動中。例如跑者會因為重複以沉重快速的方式前進而傷到膝蓋，練舉重的人因為肩關節囊（包圍在關節四周的肌腱）長期受衝擊，或太長時間舉很重的重量而使肩膀受傷。如果運動種類能有變化，就可以避免特定肌群疲勞而造成長期的問題。

舉例來說，我在替學員設計的運動計劃中，決不會要求學員幾個星期連續做同樣的運動。課程中會有幾個星期較高強度的心肺訓練，之後幾個星期是重複多次的輕度重量訓練，接下來一段時間是重複次數少的高度重量訓練，而後是一、兩個星期的卸下重量階段。

「卸下重量」是刻意降低訓練強度，讓身體修復和再生，關於這點在健身界意見紛紜，請教的對象不同，得到的答案也不一樣，但重點是傾聽自己的身體，務必避免週復一週用同樣的方法、對相同的肌肉施壓。**生活需要變化作為調劑，運動也是如此，除了預防受傷外，也可避免進入高原期**。讓運動保持新鮮感永遠是件好事。

第十週練習：活得健美

我一直是個壓力過大，工作過多的人，把自己擺在所有事情和每個人的後面，以為這樣會使我成為更好的太太、媽媽、員工或朋友。我也一直是個重視健美的人，會花時間在自己身上，把健康和健美擺在前頭，而且不必為這麼做找藉口！我從自己的生活實驗中發現：哪怕只是對健康和健美付出一點點努力，也都可以使我成為更好的妻子、母親、員工和朋友。

想要真正的改變，必須從心態做起，當你改變心態，變動優先順位時，不僅身體會改變，更重要的是生活也會改變。周遭的人對你的新生活方式有什麼看法並不重要，只要你打從心底相信它的價值。

你可以選擇不運動，不吃健康的食物，也不跟一群積極正向的人在一起。你也可以選擇每天多動，挑選喜愛的運動，飲食中多一點營養的食物，並且跟一群會讓你生活更美好的人在一起。生命的美好在於可以選擇，而你的選擇，將決定未來大部分時間將以何種方式度過。

本週的家庭作業，是我個人最喜歡的家庭作業之一，理由很多，我稱之為LLAFP，也就是「活得像個健美的人」（Live Like a Fit Person）的縮寫。我相信身心健美是一種選擇，需要時間和耐心，我希望你們下個星期的每一天，有意識且刻意做出LLAFP的選擇。這不表示你們每天都要運動，因為休息對健身鍛鍊、身體的發展和整體健康都非常重要，但我確實希望你懂得把LLAFP的簡單作法用在餘生中，這份家庭作業不是要你三級跳，而是朝正確的方向，踏出微小、慎重的步伐。

在這個星期當中，我也希望你每天在做一件使你更健康，更快樂而且終究更健美的事情時，拍一張自己的相片，或許是你把車子停的離生鮮超市遠一點，用走的進去。或許是你在工作或在機場時爬樓梯。或許是你選擇中午吃素，而不是薯條。或許是你在健身房拚命運動，又或許是你到野外來一次美好的健行，是什麼都好，但我希望你有意識地選擇活得健康。

你可以將相片分享在網路上，標註 #healthyhealing，或者上入口網站，把相片貼在本課程的社群中。我們想知道你很認真在做這個家庭作業，這樣我們就可以繼續為你加油。相片的目的是提醒自己每天都在做這個選擇，而且是由你選擇的。

你也可以創造你專屬的剪貼簿替自己祝賀，激勵自己。趕快去吧！

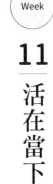

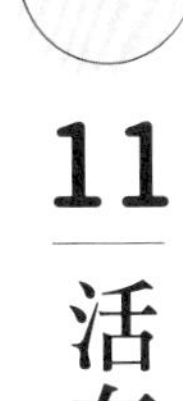

11 活在當下

現代社會告訴我們，若要快樂和成功，就要受良好的教育、擁有理想的工作、一輛好車和一間大房子。我們被教導成功乃至快樂是可以被衡量的商品，存在於穩定的架構下，當有一天你醒來發現親近的人如今不在，穩定的架構變得搖搖欲墜，你不禁會開始質疑過去人們說的和你學到的一切。

這或許是你人生中第一次不再盲目接受現狀，開始想像一種跟過去迥然不同的生活。在我經歷落失後就是如此，而且這打擊好大！過去我擁有夢幻般的工作，有個好聽的頭銜和打不破的飯碗，但在米契過世後，一切顯得如此空虛。

直覺告訴我，我應該學習並教導別人如何透過健身來處理哀傷，但我當時不知道怎麼做，而且很怕離開有保障的工作。

米契過世後我回去上班不久，上司告訴我，有位客戶想跟我說話，當時我是在某私人度假俱樂部擔任不動產主管，負責替世界各地非常富有的客戶，管理價值數百萬美元的房產。

上司說有位客人不滿意，這位客人住在我們位於墨西哥一間精緻的房產，想跟收購部門的人談談，我跟這位客人通了電話，原來這位客人是想向我抱怨他那棟可以同時遠望柯爾蒂斯海（Sea of Cortez）和太平洋、價值三百萬美元的屋子所附的無邊際泳池不夠大、不夠寬敞。

我必須極力抑制自己，才沒有叫他滾蛋而掛上電話。不久我辭去工作，實現我的夢想，也才有機會寫這本書給大家。

隨著身邊的人死亡，你對事物的觀點也跟著變，社會大眾認為重要的事物，或許不再與你的看法一致。新的觀點是哀傷帶來的禮物，本週重點將使你用目前的觀點，來探索如何在經歷落失後，再次好好地活著。

過去我經常對米契很嚴厲，現在為此感到遺憾。我還記得曾經狠心令他日子難熬，只因為我希望他更積極上進，買更大的房子，更好的車子，銀行裡有更多存款。我希望他哪天早上起床，努力成為很成功的人，獲得一份很棒的工作，讓我們過上更美好的生活。

我經常問他：「你希望五年後的你是什麼樣子？」他那預言式的回答永遠是：「誰知道五年後還會不會在這世上，有什麼重要呢？」他會叫我「活在當下」，而我總是大笑，笑他真是個心思單純的人。

其實在我們十五年的相處過程中，我總以為自己來到這世上，是要教他懂得生命賦予的偉大功課，我確信自己是要讓他明白如何想要更多、變得更好、成就更大。米契在許多方面是個自我實現者，他從不企求更多，總是滿足已經擁有的，他的覺察和高層次的存在方式有其美好；但當我體會他的超脫，明白自己俗不可耐時，一切為時已晚。

米契死時我才知道，一直以來他才是我的老師，他教我活在當下，是我最需要學會的，至今在許多方面仍是如此。

WEEK 11

第十一週的小進步

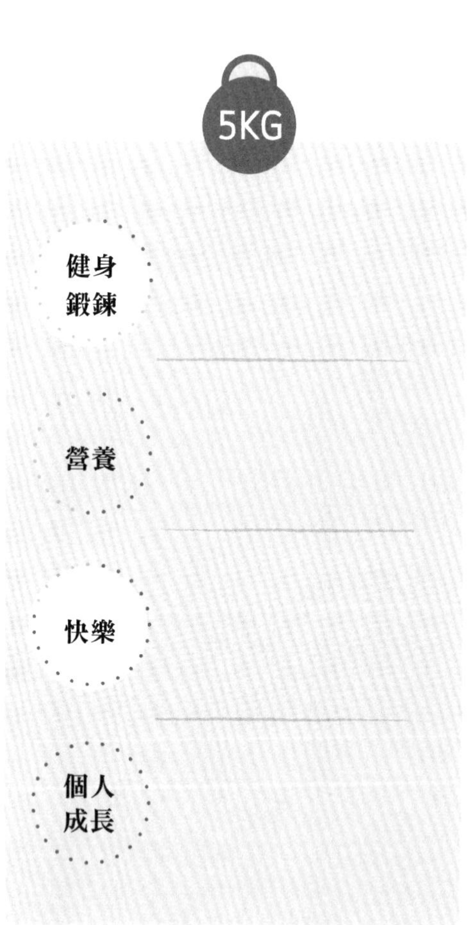

感恩的練習

即使多年後的今天，我還在與「活在當下」這個概念奮鬥。我想每個人都是。我們總是想要更多，努力變得更偉大，以為自己需要更好。問題是我們所想的「更多、更偉大和更好」，往往不脫金錢的擁有或虛幻不實的享受，我們從買的東西、聽的歌曲或吃的美食當中，得到轉瞬即逝的快樂或喜悅，當新車的氣味散去、歌曲停止、美食下肚，又去尋找下一樣使我們快樂的東西。相反地，我們應該尋找內在的快樂，那是不能被外在力量提高或貶損的東西。

活在當下需要每天練習，而且說比做容易。我發現每天五到十分鐘冥想，能使我更專注在當下，較少觸及過去或未來。活在此刻是掌控自己的心和思緒的練習，冥想則能有效提高內在控制力，使心靈更澄澈。

我經常練習不管做什麼，都要樂在當下的狀態，即使只是一時半刻，我也要使自己專注在此刻，思考當下該感恩和感激的事。雖然我還沒有精熟這個觀念，但我持續不斷努力，從做菜時享受家人相聚的時間，到撰寫本書而有機會反省和閱讀內容，每一刻都是禮物。當我們擔心缺少什麼或無法掌控的事物，而不是感激已經擁有以及能做的事，就是浪費了那個禮物。

吃新的食物

你上一次在廚房嘗試新食物，是什麼時候？我們在經歷落失之後，往往會因循既有的作法而陷入窠臼。人性會選擇最容易、最快速的方式，但本書的目標之一，是讓你脫離各種窠臼，從鍛鍊身體到營養乃至哀傷。

在飲食方面，我脫離窠臼的方法，是每週用新的食材做一餐，我不承諾自己每個星期有幾天要做出拿手料理，而是挑選一天（通常是星期天），在網路上找一份看起來不錯的食譜嘗試著做，看能不能成為輪替的菜單。

由於一星期只挑一天來做這件事，所以我會期待嘗試做新的料理，而不會想到一星期要做好幾次而卻步。

這個星期我也要請你做同樣的事，嘗試做一道新菜。從本書後面的食譜中選出一道，也可以在本課程的網站（www.healthyhealingbook.com/healing）中尋找其他選項，網站中也列出了幾個我最喜歡的部落格，上面有很棒的健康食譜！

嘗試新鍛鍊法

你也很容易安於目前選擇的健身鍛鍊方式，前面提過這麼一來可能導致「高原期」以及「過度使用」的傷害。本週要請你嘗試新的健身鍛鍊，看看跟你的個性合不合。或許是健身房的森巴舞課，魔鬼訓練課程的團體班，甚至是像充滿力道的以色列近身格鬥術（Krav Maga），重點是不要固定做同樣的鍛鍊，而是尋找你喜歡的新鍛鍊方式，使你一直從中獲得啟發，不斷向前。

當你找到喜愛的鍛鍊方式，把它融入平日的鍛鍊中，想想自己是少數幸運的幾位，真正理解健身鍛鍊的好處並且充實你的人生。你從每個新的訓練中，得到一個紓解壓力的新方法，就把它加入哀傷處理的工具箱中。當你發現新的鍛鍊方式時，務必在社交網路上標註#healthyhealing，並且使用該課程的互動入口網站。

第十一週練習：人生目標清單

米契過世當天，我以為我完了，過去我們夢想和孩子們一起實現的事，都隨著他的死去都沒有了。我認為我根本不可能獨自完成，他的墜機形同判定我個人死刑，沒有他使我感到無比衰弱、疲憊，失落到難以置信。當你們生活了那麼久、愛得那麼深，卻在轉瞬間崩壞瓦解時，就會發生這種特有的孤獨感。

我轉而仰賴健身鍛鍊的這段時間，在每次鍛鍊過後，感到有一股微弱的火在燃燒。汗水洗淨我的心、給我力量，但這力量在我靜止不動的時刻似乎就不存在。結束鍛鍊後，我會聽見內在的聲音開始低語：「你還活著」，這時我會壓制這聲音，回到我失敗主義的心態直到下一次鍛鍊，這次聲音更大一點：「蜜雪你還是可以活著。我希望你活著。」充分活著的想法令我喘不過氣來，內心五味雜陳，從罪惡感、憤怒乃至恐懼。

經過幾個星期，聲音大到我再也無法聽而不聞，於是拿起一張紙開始寫字。我連續寫了幾小時，寫下米契有過所有的願望和夢想、我有過的願望和夢想、我們夫妻二人以及身為艾笛森與馬修的父母所擁有願望和夢想，我一面寫，一面提醒自己米契熱愛生命、冒險和旅遊，這對他是如此重要。

因此，我們會做一些事好讓自己感覺充滿活力的活著，並且在孩子長大後，讓他們明白什麼是活出生命的全部。他過世後我第一次下定決心，讓孩子知道他們的父親曾經怎麼過生活，從而明白父親是怎麼樣的人。

在那之後不久，我開始把原本傷心難過的每一天，變成紀念米契的日子。為了實現他的、我的和我們的未竟之願，我過著他會希望我擁有的生活，我曾經登上科羅拉多州高度超過一萬四千英尺的山，到過考艾島的海岸峭壁，我在河裡泛舟，那是他曾經想去的地方，也是地球上最刺激的急流。

我曾旅行到遠方國度，跑過馬拉松，搬到山上去住。我也自己帶孩子們去上幼稚園，並且成立非營利組織來紀念他。

我一再重申要緩步朝目標前進，我從不希望你以為要三級跳，但在此刻我也要提醒你：**如果夢想不夠偉大，就永遠成不了大事**。你還是可以朝著目標緩步前進，只是理想上我希望你在思考這個星期的作業時，能夠把目標訂得高一點。我們通常會低估自己的能力，所以你要比在列出心願清單時，想得更遠大一點。

你的偉大夢想和目標或許跟我完全不同，你可能想回去當學生，而不是到河裡泛舟，你或許夢想學會演奏樂器，學會某種外國語，或是見一位失聯已久的親戚。是時候擁有遠大夢想了，寫下遙不可及的夢想，開始小小步地實現。

這些目標或許看似遙不可及，但你卻辦得到，因為你是從更困難的處境中一路走來的。有位朋友在我經歷落失後不久告訴我：「當妳葬了妳的先生後，妳就無所不能了。」這句話是何其真切，也使我記起米契多麼愛我！我會替他完成他的未竟之願，直到我找到力量來完成自己的願望。離你而去的那個人也愛你。

請把尚未完成的願望——或人生清單、意向清單，隨便你怎麼稱呼——填寫在下一頁，然後選擇一項今年可以合乎現實完成的，以及兩項可以在接下來三年內完成的。仔細想想你可以完成的事，務必誠實面對自己。縮減清單的內容後，在日曆上寫下三個願望以及希望完成的日期，並且訂好起始日，讓自己為目標負責。我鼓勵你把每一個極度難過痛苦的日子變成美麗，例如當我在米契的忌日當天站在山頂，將原本是悲劇性的一天，變成充滿可能性和希望的一天。最後，把清單貼在本計劃的入口網站，並且在社交媒體上標註 #healthyhealing。

如果你喪偶，需要一些財務支援來完成願望清單上的夢想，也可以透過我們的非營利組織實現未竟之願（Live the List）來尋求贊助。

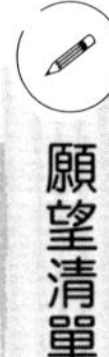

願望清單

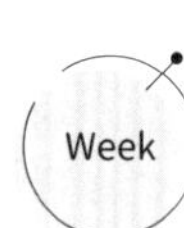

12 紀念離去的那個人

真不敢相信已經來到第十二週了，雖然這代表我指導的結束，但卻是你充滿活力、健美新生活的開始。目前你所學的每一樣，都可以視需要重複練習，重新完成本課程，因為每次你都會對你自己、你的身體和生命有新的體悟。

曾經有上網加入十二週課程達一年的學員告訴我，每次他們都學到不同的東西，做出新的正向選擇。但別期待十二個星期後成為專家，要用心在小小的進步上，持續前進。你能一路走到這裡令我感到萬分驕傲，最後一週的重點會是一面前進，同時用最健康的方式紀念、療癒並且放下一切。

在我經歷落失後，我用所有的成就來紀念米契，也是對自己邁步前進感到寧靜的一種方式：我透過參加賽事來追念他，儘管他們的身體不再與你同在，但當你跑過終點線，他們的精神都在，於是跑步變成淨化心靈和宣洩情緒的方式，你可能會感到喜悅、悲傷、憤怒和驕傲，這些情緒全都凝結成一。但現在你已經明白情緒的二元對立性，未來乃至餘生，你的經歷將經常反映這種二元性，別試圖壓抑情緒，假裝情緒不存在，與情緒共存，感受它、度過它，你就會沒事。

有無數多的方法可以紀念失去的人，唯有你知道哪種方法適合你。或許是一場賽事、慈善募款、攀登山頂或造訪某個國家。當你繼續朝療癒之路前進，會明白與其說是紀念他們，更大的成分是在紀念你自己。你可以選擇再活一次，因為你基於某個理由還活在這世上，光是這點就值得慶祝。

週年紀念日

我常被問：「『那一天』我該怎麼辦？」我的回答總是一樣。沒有人能告訴你怎麼做，我希望你聽聽內心的聲音，紀念你該紀念的。話雖如此，我總會在米契的忌日那天，刻意做某一件在他願望清單中的事，盡量不把這天視為悲劇和難過的一日，而是充滿啟示和希望，就像他在世的時候。

我的米契就是生活、探索、親眼看、親手做的行動者，我無法想像他會希望家人什麼事也不做，浪費一天的生命。對我來說這一直都不是困難的選擇，我透過體驗生活來紀念他因而獲得的喜悅，總是蓋過他逝去的難過。

即將到來的週年紀念日，或許會使你懼怕和驚恐，而好幾個星期甚至幾個月心亂如麻。事前的預期往往比週年紀念日當天還要糟，無論你決定在當天做什麼，希望你能找到些許寧靜，跟幾個朋友開著派對，登上一座幽靜的山，在沙灘上漫步，聽聽音樂，或是寫首詩。怎麼度過難熬的時候，沒有所謂的對與錯。我對這天的看法，和對經歷落失後的每一天並無不同，那就是：前進是你所能找到最好的療癒方式。如果你在那天積極踏出一步，明天就可以積極踏出兩步。

靈魂療癒

在你落失後以及邁向療癒的過程中，宗教和靈修或許會在生命中扮演要角，我鼓勵你閱讀、聽別人怎麼說，接受適合你的靈修方式。當我坐在某座山的山頂，凝視眼前所有美景時，會令我感到聖靈充滿，基於我的工作、娛樂或靈修生

WEEK 12 第十二週的小進步

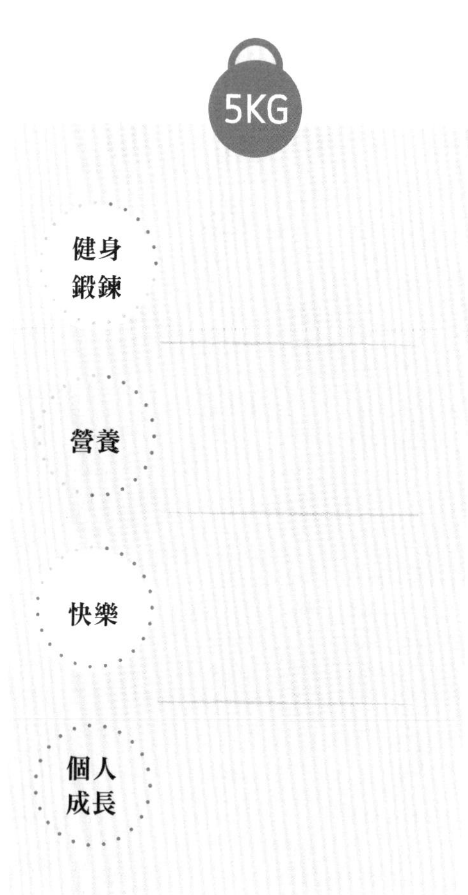

活，宅在家裡並不適合我。

孤獨、寧靜和美，將我與我的廣大覺知連結，使我用有意義的方式提升生命。你必須了解自己的身體如何運作，也必須弄清楚心智、情緒以及未來如何運作，當你在哀傷過程中逐漸演變之際，要願意探索自己在各方面的成長。

十二週以後的健身鍛鍊和營養

目前為止你完成的都是簡單的工作。這十二週當中，你保持在正軌上，現在你該記住這是一輩子的事，為了不偏離正軌，你必須繼續前進。我從不曾忘記我完成第一次健身比賽的情景，當時的我很苗條結實，而且遠遠超過我自以為的能力。我還記得當時心想：沒錯，就是這樣！我辦到了，我好健美！我容許自己慶祝一下，這時我明白，如果我沒有繼續努力鍛鍊，繼續吃對的食物，就會漸漸失去健身的成果，於是我決定一輩子繼續下去。

從那天起，我有過無數多次的高潮和低潮，老實說我失敗的次數遠大於成功，我曾經缺席不去鍛鍊，挑選不對的食物並痛罵自己。每次我做得不完美的時候，我知道還是有機會在下一刻去做得更好，畢竟沒有人一直是完美的。但**「半途而廢的人」和「失敗後繼續前進的人」，最大的差別在後者了解半途遇到坑洞不代表玩完，接受失敗，從中學習，並且立刻站起來繼續前進！**別容許一時的錯誤使你永世不得翻身，別讓不美好的一天變成不美好的一生。

如果你一時脫離正軌，就謹慎重新評估下一步，然後回到健美自我的道路上。或許你可以去走走路，多喝點水，或者多吃點蔬菜，任何行動總好過完全不行動。想想你已經有多少進展，然後回到那個時候繼續前進。你這輩子其實做過更困難的事，這件事也難不倒你。

驗收測量和健身測驗

你已經完成運動療癒課程，請務必完成最後的測量，也清點一下至今有哪些最滿意的非量化成就。我也希望你重溫本書一開始做過的體適能評估，看看你變得強壯多少。花幾分鐘沉浸在自己的成就中。別強調你還可以做得多好，要發自內心對成就感到驕傲。

無論你做了哪些改變，也不管你做成多少事，這都是令人難以想像的成就，應該為自己的努力高度驕傲。你排除萬難選擇活出最好的生命，其實你有各種理由不這麼做。我為你的選擇和努力驕傲，你也應該為自己驕傲。

RECORD 體能檢測記錄表

	WEEK 1	WEEK 6 期中檢測	WEEK 12 期末驗收
蹲踞			
爬山			
伏地挺身			
平板式			

RECORD 身體測量記錄表

	WEEK 1	WEEK 6	WEEK 12
脖子			
胸部			
手臂			
腰部			
臀部			
大腿（四頭肌）			
小腿			

重溫並且重寫「為什麼」

在運動療癒課程的一開始，我曾請你寫一封「為什麼」的信給自己，把它放在安全的地方。現在我要你再讀一次那封信，看十二週前寫了什麼。仔細閱讀並且思考當時的為什麼，以及現在改變成什麼。

記住，改變是為了進入下一個階段的人生，而你只不過是把所有小小的進展串聯起來罷了，你已經小小步朝向更好的生活，現在該再次寫下為什麼，並且放眼接下來十二週更新、更遠大的目標。想像如果未來也按照這個模式繼續前進，你將把自己帶向哪裡。你將無可限量，而你所需要的，就是跨出夠多的小步伐。

第十二週練習：一英里的減壓冥想

恭喜！你在短時間內成就了許多。每天一點點進步，使你的生命在許多方面朝不一樣的方向前進，而且超乎你的想像。這每天的一點點進步，要比我們所表揚的還要多，最後第十二週要告訴你怎麼吃得更好、動得更好、更愛生命一點。你在身體和情緒方面都脫去甚多，你脫去不再適合的事物，脫去一些罪惡、壓力和無用的東西，你清掉身體的毒素，清掉心靈上不必要的罪惡，現在是時候提醒自己，為什麼身體再也不需要背負多餘的重量了，當你了解那種重量的感覺時，就會發出真正的力量。

這個星期的家庭作業，是將情緒和身體連結。我希望你把過去十二週減輕的重量放進背包，來一次一英里的健行。如果減重不是你的目標，你還是可以做這個運動，只要添加四點五到七公斤的重量，把這重量當作你要放下的情緒（例如：恐懼、憤怒、遺憾、罪惡）。走去戶外，進入大自然，走走路或爬爬山，利用這段時間來做動態冥想，注意這重量給你什麼感覺。

對你的關節、肩膀、背部和心靈造成什麼樣的壓力，這次散步會充滿挑戰，因為攜帶身體和情緒的多餘重量總是帶來傷害。留意呼吸、移動的速度，以及在這一英里當中，頭的位置。呼吸吃力嗎？速度遲緩笨重嗎？頭看著地嗎？

完成一英里後，卸去重量再走一陣子，體會肩上卸去重量的感覺。身體輕盈了多少？更重要的是，心靈多輕盈。呼吸恢復正常了嗎？少了多餘的包袱，你是否走的更快更遠？頭是否抬起，注意到身邊的美好事物？你是否向前看，而不是向下看？

我們攜帶的身體和情緒重量，可能對身心靈造成數不清的損害，我們一定要開始認知兩者的關聯性，卸下沉重的負擔。記住，你並不是在一小時或一天之內褪去這重量，而是經過十二星期的努力。你或許在未來的路和過去的路子之間游移不定，有時走回頭路，然而最終將再度鼓勵自己往前走。健身鍛鍊也是如此，落失後的人生旅程也是，游移不定直到找到最合適的前進速度。如果你在十二個星期內來到這裡，請想像經過一年後，這些小小的進步將帶你到什麼境地。如果你置身在對的團體，健身鍛鍊終生不輟，你將會勇往直前不斷進步。

我對你有信心。請為你一直努力完成的這份作業拍照，如果你想發表在網路上請標註 #healthyhealing，或是在我們的互動入口網站上分享，讓我們知道你正在擺脫身體和情緒上過度的壓力。我等不及看到你將頭抬起，看著周遭的世界。

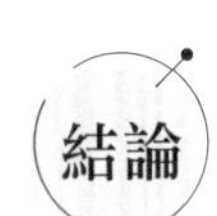

不斷前進

過去十二週你努力過，而健身鍛鍊和營養在許多方面可說是最容易的部分。相較於過去的生活、你已經克服的和熬過來的，你可以輕鬆選擇從現在起過充實健美的人生。落失後的生活絕不容易，雖說不是容易的選擇，但這是你絕不會後悔做的選擇，不僅為自己，也為你愛的人和你失去的人。

我不會告訴你，生命只會交給你可以處理的事，因為老實說並非如此。生命會交給你很多你覺得自己可能處理不來的事，當然你不會在瞬間或在一步當中就克服這些挑戰，而得把你從書中學到有關小進步的概念，應用到你的餘生。我希望你在離開這個課程時，知道一切都是可能的，你的內在已經擁有一切所需，在難過到不行的時候去健身鍛鍊，永遠記住發揮你的力量會使你充滿生命力。

當動力削減，提不起勁去做會使你快樂的事時，深入自己內心找到內在的火焰。其他的人事物，或許會使你一天或一個星期受到鼓舞，但是由你決定是否與你的初衷再次連結，並且激勵自己。你的初衷將改變並進化，你的身體和生活也是如此，但如果你從不停止問自己這個問題，你將永遠不會失去動力。

我在書中花了較多篇幅，提供你運動、營養和整體健康所需的工具，使你在走出哀傷的過程中更加健康，我所說的有科學根據，也有無數多人曾經選擇類似的療癒之路，當然也包括我在內。撇開我所分享的一切不談，如果你不應用到生活，決定變得更好，我所說的也是枉然。只有你能改變你的人生，無論你經歷過什麼，無論過去在別人眼中是什麼，只有你能決定未來。人生的旅程中，有時你會需要忍受落失，並刻意選擇走下去，你需要決定你的故事還沒寫完，而身為作者的你必須再度提筆為文。

儘管「人生是困難的。」但是，磨難往往證明是人生中最好的一課，而決定我們是什麼樣的人的時刻，往往也最具挑戰性。這讓我想到最近和「我的健美人生」的冒險團體，在哥斯大黎加的美洲十大最佳河流之一進行激流泛舟的情景，我屏住氣息在湍急的水流中前進，感受周遭不可思議的美景，熱淚盈眶。

先夫熱愛泛舟。他熱愛大自然。他熱愛生命。

那一刻痛苦、難過、美麗而且煎熬，提醒我人生將永遠充滿二元對立。哀傷帶給你對世界的新看法，使你用最大的力量感謝生命和快樂，但有時也用憤怒和痛苦將你擊敗，這樣的二元對立是非常真實的。

在泛舟的期間，大家都注意到一隻美麗無比的藍色蝴蝶跟在後面，我回頭看一位同為寡婦的夥伴，看見她眼中的淚水。她抬頭看著蝴蝶，說道：「這是給我的信號。」我清楚看到在她眼中的二元對立。喜悅和痛苦交雜，就像湍急河流的水波，蝴蝶跟了好幾英里，提醒我們雖然心愛的人從日常生活中消失，但他們從不曾遠離。落失後的生活中存在的二元對立，永遠提醒你道路不是平坦筆直的，但是在最困難的攀爬之後，永遠是最好的風景。

在此我要告訴你，一切尚未結束。這不是旅程的終點，而是開始。在這過程當中，你明白無論人生多悲劇、多難過且多恐怖，你還是可以省思生命，思索你的處境、哀傷、成長以及休息，然後提筆寫完剩下的故事。

永遠不要低估自己的力量、勇敢或威力。你因為某個理由，所以還在這裡。你應該活下去。

蜜雪

01 附錄

真食物菜籃購物清單

邁向健康之路從優質食物開始，我建議只要可能就買有機新鮮的蔬果，最好是無賀爾蒙、草飼或有機的肉類和乳製品，重點是盡量買新鮮與在地的產品！

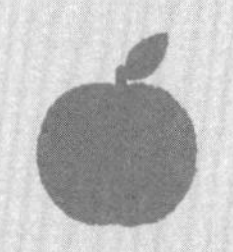

• **蛋白質**

大杏仁或花生醬、草飼且無賀爾蒙的牛肉（只是偶而）、有機雞胸肉塊或絞肉、有機雞蛋、魚（偶而買，特別是鮭魚和大比目魚、鮪魚、正鰹，盡可能買新鮮捕獲的野生種）、豆類（大豆、扁豆、碗豆等）、無鹽生堅果（特別是大杏仁）、肉餅（牛肉、雞肉、鮭魚、火雞、蔬菜，挑選低脂且不含化學添加物）、無鹽的生種子類（奇亞籽、亞麻仁籽、南瓜籽、葵花籽等）、火雞培根（偶而）、有機火雞胸肉（全副，切片或絞肉）、火雞肉乾。

• **蔬菜**

芝麻菜、甘藍、綠花椰菜、蘑菇、抱子甘藍、洋蔥、胡蘿蔔、羅曼萵苣、西洋芹、菠菜、大蒜、甜椒、四季豆、地瓜、豆薯，以及任何在你居住當地生產的蔬菜。

- **水果**

蘋果、萊姆、酪梨、芒果、香蕉、柳橙、新鮮貨冷凍莓果、橘子、檸檬。

- **飲品**

杏仁奶、椰奶、蘆薈露、咖啡或義式濃縮咖啡、蘋果汁、綠茶或任何茶、胡蘿蔔汁、果菜汁（盡可能自家製作）。

- **辛香料和香草（盡可能新鮮）**

葛根、洋蔥粉、羅勒、俄勒岡、辣椒粉和辣椒、巴西利、肉桂、甜椒、大蒜粉、番紅花、生薑、鼠尾草、薄荷、香艾橘、肉豆蔻、薑黃。

- **油、調味品、沾醬**

有機酪梨油、有機清雞湯、冷壓有機椰子油、有機初搾橄欖油、鷹嘴豆、芥末、自家製莎莎醬、任何種類的醋。

- **五穀雜糧**

大麥、黑豆和其他多種乾或罐裝的豆類、糙米、蕎麥碎片、生可可仁、扁豆、燕麥（碎燕麥粒或燕麥片）、無奶油爆米花、藜麥、裂莢碗豆。

- **補充品（需要時）**

葡萄糖胺，強化關節、麩醯胺酸（腸道和免疫系統功能）、多種維生素。

- **甜品**

蘋果醬、黑巧克力（最好含有百分之七十或更多可可亞）、椰糖、無糖水果乾、新鮮水果（最好是莓果類，參考水果的列表）、甜葉菊。

02 附錄

運動療癒食譜和簡餐

以下只是我最喜歡的部分簡快食譜，你可以在運動療癒網站上找到更多。烹煮食物時盡可能只用必要的調味料，記住你吃的食物構成身體的細胞，請善待身體，明智選擇食物。

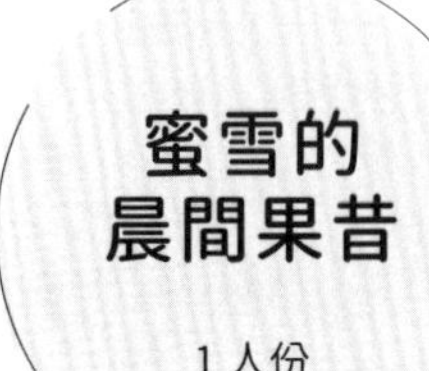

這是我早餐最最喜歡的果昔，光這一杯就營養滿點，讓身體徹底甦醒。

食材

- 225~450 公克新鮮有機菠菜
- 1 根中型香蕉
- 1 湯匙新鮮生薑
- 225~450 公克大杏仁奶、椰奶或米奶
- 1 匙有機綠粉（可省略，我使用的品牌是 Organifi，可以在網上購買）
- 些許冰塊

作法

- 把所有材料放入果菜機或Vitamix，攪打直到材料呈現光滑狀即可享用。

recipe

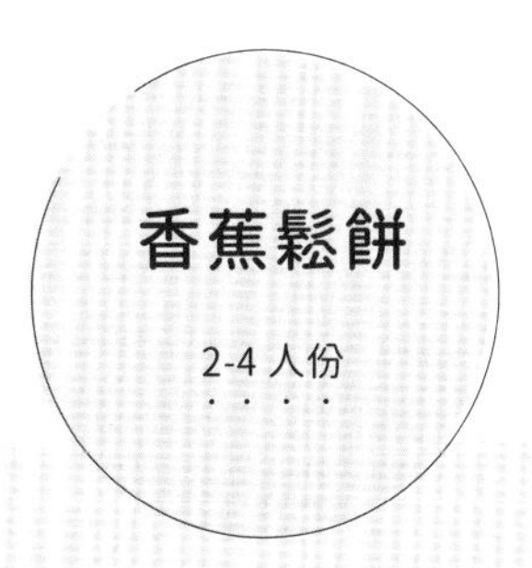

香蕉鬆餅

2-4 人份

這道食譜快速、容易而且超級好吃。孩子跟你都會喜歡，我會在星期天做一堆，整個星期給孩子吃這個。他們攝取了足夠的蛋白質、碳水化合物和好脂肪就能上學去。

食材

- 2 根熟香蕉
- 4 顆雞蛋或 6 個蛋白
- 2 湯匙花生醬或杏仁醬
- 少許香草
- 少許肉桂粉
- 1 杯尚未煮熟的燕麥片（可省略）
- 椰子油，熱鍋時使用

作法

- 首先製作麵糊。將香蕉、雞蛋或蛋白、堅果醬、香草、肉桂和燕麥（可省略）放入果汁機。
- 用淺鍋或煎鍋加熱椰子油，將麵糊舀進熱好的鍋子煎到兩面呈現淺棕色。吃起來非常滑嫩而且夠甜，連糖漿都不用放。

瑪莉老奶奶的燕麥

1 人份

這份食譜來自羅莉・麥克菲登。可以在燕麥中放入兩顆全蛋（蛋白和營養豐富的蛋黃），也可以像食譜一樣只放蛋白以減低脂肪。

食材

- 1 杯有機傳統燕麥
- 1 又 3/4 杯水
- 少許鹽
- 1/2 胡桃片（可省略）
- 2 顆蛋白
- 新鮮莓果或半根香蕉
- 1/4 杯杏仁奶

作法

- 若想做出濃厚的燕麥糊，就將燕麥放入水中，用平底鍋把所有材料煮滾。若希望吃得到有嚼感的燕麥，先在平底鍋中把水煮沸再加入燕麥。把火轉小，按照包裝上的指示煮燕麥。混入鹽和胡桃（可省略）。
- 接著，把燕麥煮到離完成尚有一、兩分鐘時，放入蛋白快速攪拌約一分鐘，或直到蛋白全熟。若想吃到濃厚的燕麥糊且看不到蛋白，加入蛋白後立即快速攪打。加上水果和杏仁奶一起享用。

recipe

馬鈴薯蔥韭大骨高湯

4-6 人份

我使用四個育康黃金馬鈴薯和一顆地瓜。你可以自己做大骨湯或使用雞高湯或蔬菜高湯，另外我也喜歡用喜馬拉雅鹽在這道湯品中。

食材

- 2 湯匙初搾橄欖油
- 3 根蔥韭，切細絲
- 鹽和現磨黑胡椒，適量
- 3 瓣大蒜，剁碎
- 5 顆中型馬鈴薯，去皮切小丁
- 3 杯大骨高湯
- 3 杯大杏仁或椰奶，無糖
- 1 湯匙莎莎醬
- 1 小撮碎培根（烤過或煎過）
- 少許現切碎的義大利香菜

作法

- 開中火用湯鍋熱橄欖油，放入蔥韭翻炒約 5 分鐘，或直到蔥韭變軟。以適量的鹽和胡椒調味，放入剁碎的大蒜煮約 30 秒（不要過度烹煮大蒜，否則湯會帶苦味）。
- 放入馬鈴薯丁和大骨高湯，以中火煮滾。加蓋煮湯約 10 至 12 分，或將馬鈴薯煮軟。放入無糖杏仁奶或椰奶（放多放少，要視你希望的濃稠度），把湯倒進果汁機或食物調理機，也可以將攪拌棒放入鍋中攪打直到湯變得細滑。
- 視需要放入更多鹽和胡椒即可。也可以選擇將莎莎醬、切碎培根或義大利香芹當中的一種，或全部撒在最上面。

鮭魚沙拉佐紅酒醋醬汁

6-8 人份

想在十五分鐘內開飯嗎？那就做一道快速、營養又美味的沙拉吧。煙燻鮭魚對所有季節都適合。如果找不到新鮮莓果，就用酪梨、石榴子、蔓越莓，甚至是芒果或鳳梨來代替。水果愈甜，醬汁就要愈淡！任何當令水果皆可。

食材

- 680~900 公克新鮮有機綜合蔬菜
- 1 杯新鮮有機小菠菜（苗）
- 225 公克煙燻鮭魚，撕成一口大小的塊狀
- 150 公克剁碎的紅椒
- 110 公克剁碎的紅洋蔥
- 1 茶匙帝戎芥末
- 1 茶匙醋
- 2 湯匙初榨橄欖油
- 1 瓣大蒜，剁碎
- 1/4 茶匙黑胡椒
- 鹽適量
- 3/4 杯新鮮莓果

作法

- 將綜合蔬菜和菠菜、鮭魚、紅椒和洋蔥放入大碗中混合均勻後備用。
- 接著做沙拉醬。將帝戎芥末、醋、橄欖油、大蒜、黑胡椒放入瓶中或小碗，用力搖瓶子或攪拌碗中的調味料，直到油醋醬汁混合均勻。
- 將醬汁淋在沙拉上輕拌，直到沙拉醬均勻覆蓋，最後在沙拉上灑上莓果。

recipe

開心果菠菜沙拉

6-8 人份

這是我任何時間最喜歡的沙拉，裡面有滿滿的營養，而且味道超讚。這樣的調味完全不會出錯，做好擺個十五分鐘就可以享用！

食材

- 900~1800 公克新鮮有機菠菜
- 1/2 杯藜麥，煮熟完全放涼
- 220 公克開心果，烘烤過剁碎
- 1/2 杯初榨橄欖油，或適量
- 2 顆檸檬的汁
- 少許海鹽
- 少許黑胡椒
- 一小撮紅辣椒片
- 1/4 杯羊乳酪或菲達乳酪

作法

- 將菠菜洗淨瀝乾水份，放入沙拉大碗中，和藜麥、開心果一起拌勻備用。
- 將橄欖油、檸檬汁、鹽、黑胡椒和紅辣椒片在小碗中攪拌均勻，在沙拉上均勻灑上醬汁。
- 將乳酪放在最上面，立即享用。

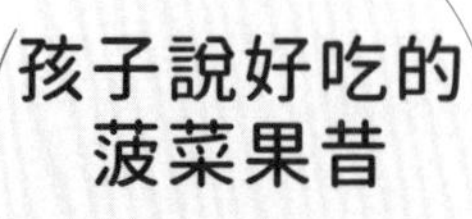

孩子說好吃的菠菜果昔

2 人份

我的孩子們喜歡甜的果昔，我喜歡讓他們平常盡可能多吃菠菜。這道果昔有各種好東西在裡面，他們喝得可快了！除了有益健康的菠菜，果昔含有豐富的抗氧化物（莓果、奇亞籽）、Omega 3（奇亞籽）、纖維（奇亞籽）和蛋白質（羊乳優格、奇亞籽）。

食材

- 450 公克新鮮有機菠菜
- 1 杯原味羊乳優格
- 1/2 個蘋果
- 1 根香蕉
- 1 杯冷凍莓果（覆盆子、藍莓以及／或草莓）
- 2 湯匙奇亞籽

作法

- 將菠菜、羊乳優格、蘋果和香蕉依序放入果汁機或食物調理機中，再加入冷凍莓果，最後放入奇亞籽，攪打直到細滑作為冷飲。

recipe

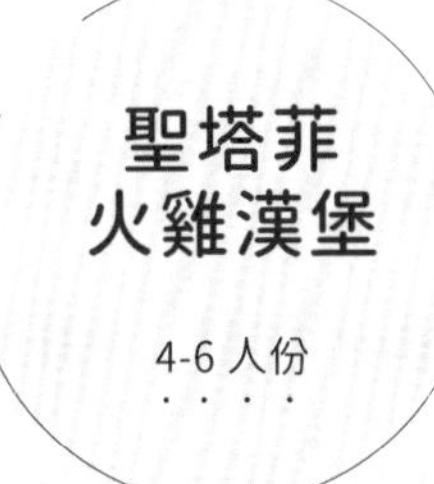

聖塔菲火雞漢堡

4-6 人份

若想在幾分鐘內做出健康美味的漢堡，選擇這道漢堡食譜就對了。這個漢堡和炸地瓜條很搭，也可以準備莎莎醬來沾（不需要番茄醬！）使用高品質的有機火雞會更加美味健康。

食材

- 340 公克火雞或雞絞肉
- 3/4 杯切丁的甜紅椒
- 1/4 杯切丁的甜洋蔥，或1/2 湯匙洋蔥粉
- 3/4 茶匙俄勒岡粉或葉
- 1/4 茶匙辣椒粉
- 3/4 茶匙小茴香粉
- 1/2 茶匙大蒜粉
- 鹽、黑胡椒適量
- 全麥漢堡包（可省略）
- 1/2 杯莎莎醬
- 1 顆中型酪梨，切片
- 225 公克新鮮有機春季綜合蔬菜

作法

- 取一只大碗，將絞肉、紅甜椒、洋蔥或洋蔥粉、俄勒岡、辣椒、小茴香、大蒜粉、鹽和胡椒用手攪拌均勻，揉到所有材料充分融合，依你喜歡的大小做成肉餅。
- 炙烤肉餅或用煎鍋煎直到熟透，大約 10 分鐘。
- 可以趁熱將肉餅夾在漢堡包中，淋上你喜歡的莎莎醬，再放上切片酪梨和沙拉用蔬菜。

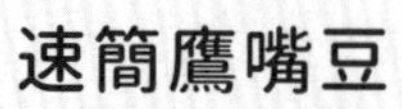

速簡鷹嘴豆

2-4 人份

這道料理將鷹嘴豆，跟西洋芹、胡蘿蔔和甜紅椒一起吃，就成了很棒的佐醬，也可以當作抹醬，為原本無趣的三明治增添蛋白質、口感和風味！

食材

- 440 公克罐裝鷹嘴豆，瀝乾，浸泡汁備用
- 1/4 杯鷹嘴豆罐頭的汁
- 1 瓣大蒜，剁碎
- 1/3 顆大檸檬的果汁，或適量
- 1 湯匙芝麻醬
- 1/8 茶匙鹽，或適量
- 1/4 茶匙黑胡椒
- 1 湯匙初榨橄欖油
- 匈牙利紅椒（可省略）

作法

- 將所有材料放入果汁機攪打，將鷹嘴豆泥放入大碗中，最上面再淋些橄欖油，或是當作抹醬。

recipe

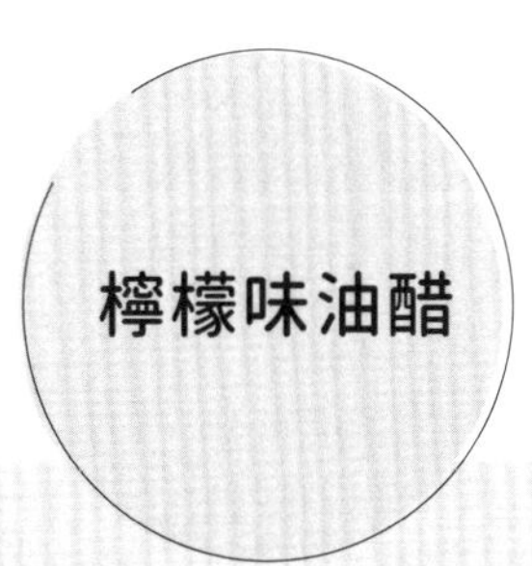

檸檬味油醋

用在沙拉或清蒸蔬菜都很棒。

食材

- 1/4 杯初榨橄欖油
- 1/4 杯蘋果醋
- 3 湯匙現擠檸檬汁
- 1 小顆檸檬的皮屑
- 1 又1/2 湯匙椰糖

作法

- 把所有材料放入罐子、小碗或食物調理機中，搖晃、攪拌或攪打直到材料混合均勻。用不完的放入小玻璃密封瓶中加蓋儲存，可以存放好幾個星期。

心靈方舟 4013

Healthy Healing

運動百憂解

克服哀傷的最佳處方箋

原文書名
Healthy Healing：
A Guide to Working Out Grief Using the Power of Exercise and Endorphins

作者 蜜雪．史丹克鮑加德（Michelle Steinke-Baumgard）
譯者 陳正芬
封面設計 mollychang.cagw.
內頁排版 菩薩蠻電腦科技有限公司
責任編輯 盧羿珊
特約編輯 一起來合作
行銷企畫 汪家緯

總編輯 林淑雯
社長 郭重興
發行人
出版總監 曾大福
出版者 **方舟文化 / 遠足文化事業股份有限公司**
發行 遠足文化事業股份有限公司
231 新北市新店區民權路108-2號9樓
電話：（02）2218-1417 傳真：（02）8667-1065
劃撥帳號：19504465 戶名：遠足文化事業股份有限公司
客服專線 0800-221-029
E-MAIL service@bookrep.com.tw
網站 www.bookrep.com.tw
印製 通南彩色印刷有限公司 電話：（02）2221-3532
法律顧問 華洋法律事務所 蘇文生律師

定價 420元
初版一刷 2018年8月
二版一刷 2019年10月

歡迎團體訂購，另有優惠，請洽業務部（02）22181417 #1124、#1125、#1126

（初版書名：允許自己痛，更要好好過：運動療癒12週練習）
HEALTHY HEALING by Michelle Steinke-Baumgard
This edition is published by arrangement with William Morris Endeavor Entertainment, LLC.
though Andrew Nurnberg Associates International Ltd.

國家圖書館出版品預行編目（CIP）資料
運動百憂解：克服哀傷的最佳處方箋／蜜雪．史丹克鮑加德（Michelle Steinke-Baumgard）作；陳正芬譯
. -- 二版. -- 新北市：方舟文化出版：遠足文化發行, 2019.10
320面；14.8×21公分. --（心靈方舟；4013）
譯自：Healthy healing : a guide to working out grief using the power of exercise and endorphins
ISBN 978-986-97936-6-7（平裝） 1.運動療法 2.心理治療 3.心身醫學 418.934 108015538